组织细胞疾病

王昭 主编

人民卫生出版社

图书在版编目（CIP）数据

组织细胞疾病 / 王昭主编 . —北京：人民卫生出版社，2018

ISBN 978-7-117-27445-6

Ⅰ . ①组… Ⅱ . ①王… Ⅲ . ①组织细胞增多症 – 研究 Ⅳ . ①R551.1

中国版本图书馆 CIP 数据核字（2018）第 210828 号

| 人卫智网 | www.ipmph.com | 医学教育、学术、考试、健康，购书智慧智能综合服务平台 |
| 人卫官网 | www.pmph.com | 人卫官方资讯发布平台 |

组织细胞疾病

主　　编：王　昭
出版发行：人民卫生出版社（中继线 010-59780011）
地　　址：北京市朝阳区潘家园南里 19 号
邮　　编：100021
E - mail：pmph @ pmph.com
购书热线：010-59787592　010-59787584　010-65264830
印　　刷：北京京华虎彩印刷有限公司
经　　销：新华书店
开　　本：710×1000　1/16　印张：9　插页：4
字　　数：152 千字
版　　次：2018 年 9 月第 1 版　2019 年 1 月第 1 版第 2 次印刷
标准书号：ISBN 978-7-117-27445-6
定　　价：48.00 元

打击盗版举报电话：010-59787491　E-mail：WQ @ pmph.com
（凡属印装质量问题请与本社市场营销中心联系退换）

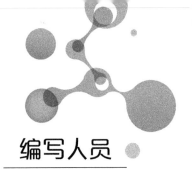

编写人员

主 编 王 昭

副主编 王天有

编 者（按姓氏汉语拼音排序）

曹 静 首都儿科研究所附属儿童医院

陈 苗 中国医学科学院北京协和医院

师晓冬 首都儿科研究所附属儿童医院

宋 悦 首都医科大学附属北京友谊医院

孙 媛 北京京都儿童医院

王 冬 首都医科大学附属北京儿童医院

王晶石 首都医科大学附属北京友谊医院

王天有 首都医科大学附属北京儿童医院

王 昭 首都医科大学附属北京友谊医院

张 蕊 首都医科大学附属北京儿童医院

赵云泽 首都医科大学附属北京儿童医院

庄俊玲 中国医学科学院北京协和医院

秘 书 王晶石

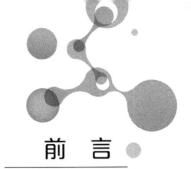

前　言

　　组织细胞疾病是涉及单核/巨噬细胞及树突状细胞系统的一组疾病。疾病谱包括反应性炎症细胞堆积、病态免疫激活，以及新生物克隆性增殖。这类疾病被人们所认识，始于1939年Scott和Robb-Simth报道的4例以脾大、贫血、白细胞减少、发热和消瘦为症状的组织细胞髓性网状细胞增生症，但直到1981年"组织细胞疾病"这个概念才被提出。

　　组织细胞疾病的分类曾经混乱了很长一段时间，直到1987年组织细胞协会提出了组织细胞疾病的三分类，即Ⅰ类：朗格汉斯细胞组织细胞增生症；Ⅱ类：非朗格汉斯细胞的单核/吞噬系统的组织细胞病；Ⅲ类：恶性组织细胞病。1997年1月，BE Favara等根据组织细胞疾病的细胞来源及其生物学行为，提出了新分类，即：①树突状细胞相关疾病；②单核-巨噬细胞相关疾病；③恶性病。该分类取消了恶性组织细胞病的命名。1997年11月，WHO召开会议讨论组织细胞和树突细胞肿瘤的分类。该分类仅局限于组织细胞和树突细胞肿瘤，而未将组织细胞的良性疾病纳入其中，并将朗格汉斯细胞组织细胞增生症纳入了树突状细胞肿瘤之列。2008年，WHO血液分会又增加了成纤维细胞性网织细胞肉瘤、播散性幼年性黄色肉芽肿、未定型细胞肿瘤到该分类中。2015年组织细胞协会综合组织细胞疾病的临床表现、流行病学、病理、免疫表型及基因突变，对组织细胞疾病进行了五分类，即LCMRH分类。其中L组：即朗格汉斯组；C组：即皮肤和黏膜皮肤组织细胞增生症；M组：即恶性组织细胞病组；R组：即Rosai-Dorfman病组；H组：即噬血细胞性淋巴组织细胞增多症组。

　　现代医学中，随着分子生物学等技术的发展，对于组织细胞疾病的分类、发病机制、诊断和治疗等有了许多新的理解。例如国际组织细胞协会在1994年制定了第一个噬血细胞性淋巴组织细胞增多症（HLH）诊断和治疗的国际指南，将HLH这一致死性疾病的存活率从过去的不足10%提高到50%以上。此后与HLH相关的缺陷基因在1999年被成功鉴定，开辟了HLH遗传学研究的新纪元。HLH不再是一种儿童罹患的疾病，成人HLH的发病现状不容小觑。此外，关于HLH新的诊断技术研发和诱导治疗失败后的挽救治疗策略的研究也在蓬勃开展。2016 年国际组织细胞协会修订的组织细胞疾病分类中重新使用了"组织细胞恶性肿瘤（恶性组织细胞病）"这一名称，其定义为包括组织细胞肉瘤、交指树突状细胞肉瘤、朗格汉斯细胞肉瘤和未定型细胞肉瘤的一组恶性疾病。随着发现 BRAF V600E 突变在朗格汉斯细胞组织细胞增生症中的重要作用，已有临床实验证实 BRAF V600E 的靶向治疗药物有良好作用。

本书以 2015 年组织细胞疾病五分类，即 LCMRH 分类为基础，重点系统介绍了噬血细胞性淋巴组织细胞增多症、黄色肉芽肿、恶性组织细胞病、Rosai-Dorfman 病、Erdheim-Chester 病和朗格汉斯细胞组织细胞增生症等几种主要组织细胞疾病的发病机制、临床表现、诊断及治疗的最新进展。

本书得到了各位作者的大力支持，他们均是成人及儿童组织细胞疾病诊疗方面的专家，具有坚实的理论基础和丰富的临床经验，特此向参加过此书编写的各位同仁表示感谢！此外，感谢王晶石医生在本书文稿收集和整理方面所做的工作。本书的发行将成为国内第一部关于组织细胞疾病的专著，希望能为广大临床医务工作者提供切实的帮助。

王　昭

2018 年 5 月于北京

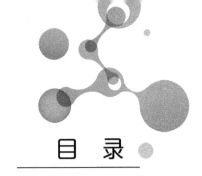

目 录

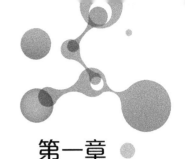

第一章
组织细胞疾病总论

组织细胞疾病是涉及单核/巨噬细胞及树突状细胞系统的一组疾病。疾病谱包括反应性炎症细胞堆积、病态免疫激活，以及新生物克隆性增殖。这类疾病被人们所认识，始于1939年Scott和Robb-Simth报道的4例以脾大、贫血、白细胞减少、发热和消瘦为症状的组织细胞髓性网状细胞增生症，但直到1981年"组织细胞疾病"这个概念才被提出。在现代医学中，随着分子生物学等技术的发展，对于组织细胞疾病的分类、发病机制等有了许多新的理解。

一、组 织 细 胞

单核/巨噬细胞系统(mononuclear phagocyte system, MPS)的概念始于19世纪，该系统包括树突状细胞(dendritic cell, DC)、单核细胞和巨噬细胞(分为游离和定居巨噬细胞两类)，"组织细胞"即是其中的定居巨噬细胞。巨噬细胞是固有免疫细胞，行使抗原处理功能；树突状细胞是专职抗原递呈细胞，根据其组织分布和分化程度的不同而有不同的命名，如表皮和胃肠上皮中的朗格汉斯细胞(Langerhans cell, LC)。虽然组织细胞指的只是定居巨噬细胞，但"组织细胞增多症"指的则是累及单核/吞噬细胞系统的一组疾病，即单核细胞、巨噬细胞或树突状细胞的相关疾病。

二、组织细胞疾病的分类

组织细胞疾病的分类曾经混乱了很长一段时间，直到1987年组织细胞协会提出了组织细胞疾病的三分类，即Ⅰ类：朗格汉斯细胞组织细胞增生症(Langerhans cell histiocytosis, LCH)；Ⅱ类：非朗格汉斯细胞的单核/吞噬系统的组织细胞病；Ⅲ类：恶性组织细胞病。此分类成为当时的标准分类，但其分类过于简单化,因此,在 1997 年 1 月,BE Favara 等根据组织细胞疾病的细胞来源及其生物学行为,提出了新分类,即①树突状细胞相关疾病;②单核 - 巨噬细胞相关疾病;③恶性病(表 1-1)。该分类取消了恶性组织细胞病的命名。

表 1-1　组织细胞疾病三分类

树突状细胞相关性疾病
　　①朗格汉斯细胞组织细胞增生症
　　②继发性树突状细胞病
　　③幼年型黄色肉芽肿和相关疾病
　　④其他树突状细胞表型的孤立性组织细胞瘤
巨噬细胞相关性疾病
　　① HLH
　　　　原发性 HLH(家族性、散发性)
　　　　继发性 HLH(感染相关、肿瘤相关、其他)
　　② Rosai-Dorfman 病
　　③巨噬细胞表型的孤立性组织细胞瘤
恶性病
　　①单核细胞相关性恶性病
　　②树突状细胞相关组织细胞肉瘤
　　③巨噬细胞相关组织细胞肉瘤

1997 年 11 月,WHO 召开会议讨论组织细胞和树突细胞肿瘤的分类(表 1-2)。该分类仅局限于组织细胞和树突细胞肿瘤,而未将组织细胞的良性疾病纳入其中,并将朗格汉斯细胞组织细胞增生症纳入了树突状细胞肿瘤之列。2008 年,WHO 血液分会又增加了成纤维细胞性网织细胞肉瘤(fibroblastic reticular cell sarcoma)、播散性幼年性黄色肉芽肿(juvenile xanthogranuloma/disseminated)、未定型细胞肿瘤(interdigitating dendritic cell sarcoma)到该分类中。

近几年随着基因测序等技术的发展,有越来越多的研究发现了组织细胞疾病与基因突变的联系,而以上的分类均未涉及基因突变因素。因此,在 2015 年的组织细胞学会议上,组织细胞协会综合组织细胞疾病的临床表现、流行病学、病理、免疫表型及基因突变,对组织细胞疾病进行了五分类,即 LCMRH 分类。其中 L 组:即朗格汉斯组,包括 LCH、未确定的树突状细胞组织细胞增生症（interdigitating dendritic cell histiocytosis，ICH）、Erdheim-Chester 病（Erdheim-Chester disease，ECD）、ECD 合并 LCH；C 组：即皮肤和黏膜皮肤组织细胞增生症，包括黄色肉芽肿、非黄色肉芽肿；M 组：即恶性组织细胞病组，包括原发性和继发性恶性组织细胞病；R 组：即 Rosai-Dorfman 病（Rosai-Dorfman disease，RDD）组，包括各种类型的 RDD；H 组：即噬血细胞性淋巴组织细胞增多症（haemophagocytic lymphohistiocytosis，HLH）组，包括原发性 HLH 和继发性 HLH（表 1-3）。

表 1-2 组织细胞和树突细胞肿瘤

巨噬细胞 / 组织细胞肿瘤
组织细胞肉瘤
树突状细胞肿瘤
朗格汉斯细胞组织细胞增生症
朗格汉斯细胞肉瘤
交指树突状细胞肉瘤 / 瘤
滤泡树突状细胞肉瘤 / 瘤
树突状细胞肉瘤，待分类

表 1-3 组织细胞协会 LCMRH 五分类

L 组（朗格汉斯组）
朗格汉斯细胞组织细胞增生症（LCH）
未确定的树突状细胞组织细胞增生症
Erdheim-Chester 病
Erdheim-Chester 病合并 LCH
C 组（皮肤和黏膜皮肤组织细胞增生症）
仅累及皮肤黏膜
黄色肉芽肿
非黄色肉芽肿
累及多个器官或系统
黄色肉芽肿
非黄色肉芽肿
M 组（恶性组织细胞病组）
原发性恶性组织细胞病
继发性恶性组织细胞病

续表

R 组（Rosai-Dorfman 病组）

    家族性 Rosai-Dorfman 病

    淋巴结内 Rosai-Dorfman 病

    淋巴结外 Rosai-Dorfman 病

    肿瘤相关 Rosai-Dorfman 病

    免疫病相关 Rosai-Dorfman 病

    其他非 L、C、M、H 组的组织细胞疾病

H 组（噬血细胞性淋巴组织细胞增多症组）

    原发性 HLH

        家族性 HLH

        免疫缺陷综合征相关 HLH

        遗传性炎性反应异常相关 HLH

        来源不明的家族性 HLH

    继发性 HLH

        感染相关 HLH

        肿瘤相关 HLH

        风湿免疫疾病相关 HLH

        骨髓移植相关 HLH

        医源性 HLH

        来源不明的继发性 HLH

    来源不明的 HLH

三、朗格汉斯（Langerhans，L）组

朗格汉斯组是组织细胞疾病中最常见的一组疾病。主要包括朗格汉斯细胞组织细胞增生症（LCH）、未确定的树突状细胞组织细胞增生症（ICH）、Erdheim-Chester 病（ECD）及 ECD 合并 LCH，本组的主要特点即为大于80%的病例有 MAPK 通路的突变，临床上对 BRAF、MEK 阻断剂治疗反应良好。

（一）朗格汉斯细胞组织细胞增生症

朗格汉斯细胞组织细胞增生症（LCH）是一类少见的特殊类型的组织细胞疾病，以朗格汉斯细胞异常克隆增生后浸润某些组织或器官为特征。该病可见于胎儿至老年各个年龄段，但好发于儿童。

LCH 的发病机制尚不明确,针对该病究竟是炎性增生还是克隆性疾病的争论一直存在。2018 年 WHO 定义 LCH 为"表达 CD1a、CD207 和 S100 蛋白,超微结构可以见到 Birbeck 颗粒的朗格汉斯细胞克隆性肿瘤增殖。"已有多项 BRAF V600E 突变已被证实存在于 38%~64% 的 LCH 患者。相关研究发现,在高危 LCH 患者中,BRAF V600E 突变可在循环 CD11c 和 CD14 细胞以及骨髓 CD34 阳性细胞中检测到,而在低危患者中,BRAF V600E 突变则仅存在于局部病灶的 CD207 阳性细胞中,表明不同危险度患者可能存在生物学差异,即高危患者可能存在祖细胞的体细胞突变,而低危患者则仅具有组织局限性树突状细胞的突变。病理检查是确诊本病最可靠的依据,尤其是免疫组化 CD1a 和(或)CD207 阳性是诊断本病的"金标准"。BRAF V600E 突变有助于 LCH 的诊断。

本病临床表现具高度可变性,轻则表现为骨、皮肤、垂体等单一系统病变,重则可表现为有潜在致命风险的多器官受累,疾病进程也有很强的异质性,部分病变可自然消退,同时,部分患者也会有危及生命的严重结局发生。LCH 患者临床症状由于受累器官多少和部位的不同差异很大,几乎任何器官均可受累。儿童最常见的受累器官依次为骨骼(80%),皮肤(33%)和垂体(25%),肝脏(15%),脾脏(15%),造血系统(15%)或肺(15%),淋巴结(5%~10%)或中枢神经系统(除垂体以外,2%~4%)。

1991 年开始,组织细胞协会对多系统 LCH(multi-system LCH,MS-LCH)进行了 3 项国际前瞻性研究,即 LCH-Ⅰ/Ⅱ/Ⅲ。这些研究所使用的主要药物都是长春碱和泼尼松,标准疗程为 6 个月(LCH-Ⅰ/Ⅱ)到 1 年(LCH-Ⅲ),其他药物包括 6- 巯基嘌呤、依托泊苷、甲氨蝶呤。最新的 LCH-Ⅲ研究结果显示,无高危器官受累的 MS-LCH 患者的 5 年总体生存率已达 100%,而有高危器官受累 MS-LCH 患者 5 年总体生存率也已至 84%。虽然 5 年生存率的提高可能是得益于支持治疗水平的提高,但 LCH-Ⅲ也显示出延长治疗时间(由 6 个月延长到 12 个月)可显著降低 LCH 的复发率。2011 年,组织细胞学会开始了 LCH-Ⅳ临床研究。然而,随着 LCH 整体存活率的提高,长春碱联合泼尼松化疗方案已不能满足临床需求。随着发现 BRAF V600E 突变在 LCH 中的重要作用,已有临床实验证实 BRAF V600E 的靶向治疗药物,如维罗非尼(vemurafenib)(BRAF 抑制剂)在 LCH 中的良好作用。

(二)Erdheim-Chester 病

Erdheim-Chester 病(ECD),是一种极其罕见的非朗格汉斯细胞组织细胞增生症。ECD的中位诊断年龄约为56岁,男性是女性的3倍左右。

ECD的详细发病机制至今仍不清楚。对于ECD究竟是一种恶性疾病还是一种良性反应性疾病,仍未有定论。近年,随着研究的深入,发现20%的ECD患者都存在着LCH的病变。于是,随着BRAF V600E突变在LCH中的重要作用的发现,在ECD患者中进行基因检测,也发现BRAF V600E突变阳性率高达54%。然而,在ECD中,BRAF突变数与肿瘤细胞数是不相关的,这与在黑色素瘤中的BRAF突变与肿瘤细胞数成正比不同。这提示ECD的发病机制可能比预想的更复杂。此外,一些ECD病例无BRAF V600E突变,而出现NRAS Q61R突变。

ECD的临床表现异质性显著,可以表现为无症状的单一病变,也可以表现为威胁生命的多系统损害,且可能伴发一系列的全身症状。超过95%的ECD患者存在骨骼受累,ECD患者骨质硬化双侧对称性分布在贯穿长骨的干骺端区域。中枢神经系统(CNS)受累在骨外表现中最为常见,中枢尿崩症是最常见的表现。心血管系统受累常为亚临床状态,发生在至少50%的ECD患者。约30%的ECD患者出现腹膜后浸润。

ECD诊断主要依赖病理学和影像学的检查结果。病变组织的主要病理特点是泡沫状非朗格汉斯组织细胞(Touton细胞)在其他器官或组织中浸润,胞质嗜伊红染色阳性。免疫组织化学(IHC)染色提示组织细胞来源,CD68(+),但CD1a(−),S-100(阴性/低表达),这与LCH不同。

对于ECD的治疗,由于缺乏随机临床试验,因此一直没有标准治疗方案。临床上多使用激素,加用长春新碱、环磷酰胺等药物,但疗效并不显著。2005年,Braiteh等报道了3例ECD患者接受IFN-α治疗后获得长期疗效,表现为乏力减轻、骨影像学改善,其中1例患者的尿崩症好转。随后,一项包括53例ECD患者的前瞻性队列研究显示,IFN-γ可提高ECD患者的生存率。近年,随着BRAF V600E突变在ECD中的发现,已有相关报道使用BRAF抑制剂维罗非尼来治疗ECD。Haroche J等在临床中对3例难治性ECD患者使用维罗非尼,均迅速有效地控制了临床症状。

四、皮肤和黏膜皮肤组织细胞增生症(cutaneous and muco-cutaneous histiocytoses,C)组

皮肤和黏膜皮肤组织细胞增生症组(C组)为非朗格汉斯细胞组织细胞增

生症中累及皮肤黏膜的一系列组织细胞疾病。主要分为黄色肉芽肿和非黄色肉芽肿。该组疾病病变形式多样,有些仅单独累及皮肤,有些则可以累及多个系统。

黄色肉芽肿(xanthogranuloma,XG)根据病变部位的大小、是否播散以及患者年龄,可分为幼年黄色肉芽肿(juvenile xanthogranuloma,JXG)、成年黄色肉芽肿(adult xanthogranuloma)、播散性黄瘤(xanthoma disseminatum)等等。其中最常见的是幼年黄色肉芽肿。病变细胞来源于皮肤树突状细胞。XG目前发病机制不明,可能是感染或物理因素刺激的反应,也可能与自身免疫疾病有关。XG的诊断主要依靠病理学。

XG的治疗尚无标准方案,对于仅有一个或几个皮损的患者,常无需治疗,几个月后常可自行消退。必要时可进行手术或激光治疗,预后很好。对于有些累及多系统和多器官的XG,常需要使用化疗或放疗手段治疗。Stover等在对累及多系统的JXG治疗方式的回顾性研究中发现,使用治疗LCH的标准方案(泼尼松联合长春新碱),可有效治疗累及多系统的JXG。

五、恶性组织细胞病(malignant histiocytoses,M)组

恶性组织细胞病简称为恶组(MH),该病1939年由Scott及Robb-Smith首次报告定名为"组织细胞性髓性网状细胞增生症",1966年Rappaport改为恶性组织细胞病。该病是组织细胞及其前体细胞异常增生并呈系统性、进行性浸润的恶性疾病。临床症状及体征主要是:高热,淋巴结、肝脾肿大及黄疸,出血等,病理改变是全血细胞减少以及骨髓或淋巴结、肝脾等组织中见到恶性组织细胞,疾病进展极其凶险,患者往往在6个月内因多器官功能衰竭而死亡。近年来,随着医学科学技术的进步,尤其是免疫学、分子生物学、细胞遗传学技术的发展,医学专家开始重新分析既往诊断为恶性组织细胞病的病例,发现过去诊断为恶组的患者多数实为噬血细胞综合征和间变性大细胞淋巴瘤,而真正起源于单核-巨噬细胞系统的"恶性组织细胞病"极其少见。有些学者甚至认为恶组是一种正在消失的疾病,也有学者认为它可以归属于间变性大细胞淋巴瘤,但是也有专家认为确实存在有来源于组织细胞的真性恶性组织细胞病,只是极为罕见。2016年国际组织细胞协会修订的组织细胞疾病分类中重新使用了"组织细胞恶性肿瘤(恶性组织细胞病)"这一名称,其定义为包括组

织细胞肉瘤、交指树突状细胞肉瘤、朗格汉斯细胞肉瘤和未定型细胞肉瘤的一组恶性疾病,而滤泡树突状细胞肉瘤目前不在此范畴内。

因为随着免疫分型技术的发展,淋巴瘤等曾经易于与恶组混淆的疾病已经可以被排除。而在此分类中的"恶组"则是强调该组疾病的"恶性",因此,并不包括之前经常被提及的组织细胞和树突状细胞来源的良性肿瘤,而仅是来源于组织细胞、朗格汉斯细胞、交指树突状细胞及分类未明的树突状细胞的肉瘤。值得注意的是,同为树突状细胞的滤泡树突状细胞来源的肿瘤,并未被划分到恶组中来。其原因可能是滤泡树突状细胞并不是来源于骨髓造血干细胞,而是来源于不参与造血的间充质细胞。相反,朗格汉斯细胞、组织细胞以及交指树突状细胞均被认为是由骨髓造血干细胞分化而来的。因此,滤泡树突状细胞起源的肿瘤被排除在该分类之外。

根据组织细胞恶性肿瘤是否继发于其他血液系统恶性疾病,可将恶组分为原发性和继发性。根据肿瘤细胞的来源和表面标志,又可细分为四个亚型:组织细胞肉瘤、交指树突状细胞肉瘤、朗格汉斯细胞肉瘤、未定型细胞肉瘤。

随着免疫组化、分子和细胞遗传学技术的广泛应用,我们对恶组的认识较以往有了很大的提高。目前认为恶组为一组原发或继发于其他血液病的恶性肿瘤,可以通过原发部位,和(或)巨噬细胞和树突细胞标记进一步分类。目前能确诊的病例仍然较少,必须经过进一步的研究对恶组的诊断和治疗才会有更清晰的认识。

六、Rosai-Dorfman 病（Rosai-Dorfman disease,R）组

Rosai-Dorfman 病(RDD),又称窦性组织细胞增生伴巨大淋巴结病(sinus histiocytosis with massive lymphadenopathy,SHML)。好发于儿童及青少年,但也可散发于任何年龄。是一种罕见的良性自限性疾病,绝大多数获得痊愈。但也有少数患者复发,甚至进展恶化。RDD 病因未明。90% 的患者以颈部淋巴结受累为首发症状,其次是腋窝及腹股沟淋巴结。患者常伴有慢性炎症征象,如发热、消瘦、中性粒细胞增多、贫血、多克隆高免疫球蛋白学症、血沉增快。RDD 诊断仍有赖于病理学检查结果加以证实。组织细胞表达的最具代表性的分子是 S100。另外,组织细胞尚表达 fascin+,CD68++,CD14+,HLA-DR+,CD163+,不表达 CD1a 或 CD207。RDD 呈自限性病程,除对症处理外,无需特

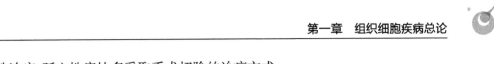

殊治疗,孤立性病灶多采取手术切除的治疗方式。

七、噬血细胞性淋巴组织细胞增多症(hemophagocytic lymphohistiocytosis,H)组

噬血细胞性淋巴组织细胞增生症(HLH),简称"噬血细胞综合征"(hemophagocytic syndromes,HPS),是一种由遗传性或获得性免疫调节异常导致的过度炎症反应综合征。这种免疫调节异常主要由淋巴细胞、单核细胞和吞噬细胞系统异常激活、增殖、分泌大量炎性细胞因子而引起一系列炎症反应。HLH是一种少见病,但可以在各年龄段发病。HLH由于触发因素不同,通常被分为"原发性/遗传性"和"继发性/获得性"两大类。原发性HLH是一种常染色体或性染色体隐性遗传病,最新的观点根据缺陷基因的特点将原发性HLH分为家族性HLH(familial hemophagocytic lymphohistiocytosis,FHL)、免疫缺陷综合征相关HLH和EB病毒驱动型HLH。继发性HLH与各种各样的潜在疾病有关,是由感染、肿瘤、风湿性疾病等多种病因启动免疫系统的活化机制所引起的一种反应性疾病,可见于各年龄段。继发性HLH患者通常无家族病史或已知的遗传基因缺陷。HLH是一个广泛的临床条件下达到共同点——过度的病理性炎症反应。颗粒介导的细胞毒功能缺陷是遗传性和获得性HLH的共同机制。

HLH是一种临床综合征,具有典型但缺乏特异性的临床表现。最常见的是发热、脾大和因进行性的血细胞减少引起的一系列相应临床症状体征。肝功能损伤、凝血功能障碍和多变的神经系统症状也是HLH的主要临床表现。在继发性HLH还伴有与原发病相关的临床表现。

由于HLH一旦发生,其进展速度很快,直接危及生命,因此及时的诊断对治疗至关重要,应在机体受到高细胞因子血症的不可逆损伤之前开始。诊断HLH没有单一的特异性标准,包括噬血现象。很多情况下,诊断标准在初诊时并未能完全满足,因此可能延误诊断。当患者接受常规的临床诊治仍无法解释发热的原因,并且同时出现外周血细胞的减少时,其发生HLH的可能性便在增加。目前国际的主流学术观点认为,当患者出现持续发热、肝脾肿大和血细胞减少三联征应当怀疑HLH的可能;或者发热、全血细胞减少合并不明原因的肝衰竭应考虑HLH。并且当铁蛋白显著升高时也具有强烈的提示意义。当患者出现上述临床表现时,通常提示应完善HLH诊断的相关检查。

诊断 HLH 需进行全面的免疫学及遗传学评估。快速免疫学检查,如 CD107a 表达可以支持 HLH 诊断并提供病因学资料,将 HLH 快速分为两大类。影响细胞毒脱颗粒途径的基因缺陷,CD107a 表达明显下降;继发性 HLH 和其他类型的原发性 HLH,CD107a 表达正常。而基因测序则可确定潜在的遗传病因。NK 细胞毒功能和 sCD25 的测定也可支持 HLH 诊断。需要强调的是,一个异常的检测结果提示表明潜在的基因异常,但正常的免疫检查结果并不表示不需要进行基因检测。直到发现等位基因(或亚等位基因)突变,或直至所有的缺陷基因均被测定后,才能结束基因检查。

由于诱发 HLH 的原因多种多样,所有患者均应积极寻找潜在的疾病。原发性 HLH 可以通过基因筛查明确诊断,而继发性 HLH 在初诊时原发病表现常常被 HLH 临床表现所掩盖。仔细询问病史,观察病情,完善感染、肿瘤、免疫学等相关检查有助于发现 HLH 背后的潜在疾病。在既往健康的人群,类似 HLH 的临床表现应该考虑是初发的病毒感染,或发生肿瘤或自身免疫性疾病。在有潜在疾病的患者,HLH 样表现应该考虑患者发生严重的疾病暴发(自身免疫病)、快速进展的肿瘤转移(癌症),或严重的急性感染或病毒活化(免疫抑制患者)。低纤维蛋白原、高铁蛋白和高甘油三酯血症(尤其是当浓度大幅度变化)以及发现噬血现象时,HLH 应当高度考虑。

HLH 的治疗策略分为两个主要方面,短期策略以控制过度炎症状态为主,长期策略以纠正潜在的免疫缺陷为主。无论是原发性 HLH 还是继发性 HLH,患者初诊时均以过度炎症反应为突出表现,其短期治疗策略应是一致的。控制过度炎症状态通过以下几个方面实现:①控制和消除致病诱因;②阻止 T 细胞增殖和活化;③通过阻断过度的细胞因子生成及其功能来阻止和控制炎症进程。纠正潜在的免疫缺陷包括进行异基因造血干细胞移植(HSCT)来纠正缺陷基因(原发性 HLH)以及积极控制原发病(继发性 HLH)。

组织细胞疾病曾是罕见疾病,但近年随着诊断手段的提高,越来越多的组织细胞疾病被人们所认识。组织细胞疾病的分类仍不完善,2015 年组织细胞协会提出的五分类方法可能是新的指导方向。随着基因检测技术的提高,组织细胞疾病的发病机制有了许多进展,如 BRAF V600E 基因在多种组织细胞疾病发病中的重要意义。在治疗方面,传统治疗的疗效不一。总而言之,组织细胞疾病仍需进一步研究。

(王晶石 王 昭)

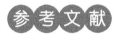

1. Emile JF, Abla O, Fraitag S, et al. Revised classification of histiocytoses and neoplasms of the macrophage-dendritic cell lineages. Blood, 2016, 127(22): 2672-2681.

2. Badalian-Very G, Vergilio JA, Degar BA, et al. Recurrent BRAF mutations in Langerhans cell histiocytosis. Blood, 2010, 116(11): 1919-1923.

3. Berres ML, Lim KP, Peters T, et al. BRAF-V600E expression in precursor versus differentiated dendritic cells defines clinically distinct LCH risk groups. J Exp Med, 2014, 211(4): 669-683.

4. Abla O, Egeler RM, Weitzman S. Langerhans cell histiocytosis: Current concepts and treatments. Cancer Treat Rev, 2010, 36(4): 354-359.

5. Gadner H, Minkov M, Grois N, et al. Therapy prolongation improves outcome in multisystem Langerhans cell histiocytosis. Blood, 2013, 121(25): 5006-5014.

6. Chapman PB, Hauschild A, Robert C, et al. Improved survival with vemurafenib in melanoma with BRAF V600E mutation. N Engl J Med, 2011, 364(26): 2507-2516.

7. Haroche J, Cohen-Aubart F, Emile JF, et al. Dramatic efficacy of vemurafenib in both multisystemic and refractory Erdheim-Chester disease and Langerhans cell histiocytosis harboring the BRAF V600E mutation. Blood, 2013, 121(9): 1495-1500.

8. Haroche J, Arnaud L, Cohen-Aubart F, et al. Erdheim-Chester disease. Curr Rheumatol Rep, 2014, 16(4): 412.

9. Arnaud L, Hervier B, Néel A, et al. CNS involvement and treatment with interferon-a are independent prognostic factors in Erdheim-Chester disease: a multicenter survival analysis of 53 patients. Blood, 2011, 117(10): 2778-2782.

10. Stover DG, Alapati S, Regueira O, et al. Treatment of juvenile xanthogranuloma. Pediatr Blood Cancer, 2008, 51(1): 130-133.

11. Usmani GN, Woda BA, Newburger PE. Advances in understanding the pathogenesis of HLH. Br J Haematol, 2013, 161(5): 609-622.

12. Henter JI, Aricò M, Egeler RM, et al. HLH-94: a treatment protocol for hemophagocytic lymphohistiocytosis. Med Pediatr Oncol, 1997, 28(5): 342-347.

13. Trottestam H, Horne A, Aricò M, et al. Chemo-immunotherapy for hemophagocytic lymphohistiocytosis: long-term results of the HLH-94 treatment protocol. Blood, 2011, 118(17): 4577-4584.

14. Yini Wang, Wenqiu Huang, Liangding Hu, et al. Multicenter study of combination DEP regimen as a salvage therapy for adult refractory hemophagocytic lymphohistiocytosis. Blood, 2015, 126(19): 2186-2192.

15. 王昭. 噬血细胞综合征. 北京: 科学出版社, 2017.

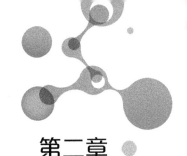

第二章

噬血细胞性淋巴组织细胞增多症

一、简 介

噬血细胞性淋巴组织细胞增多症（hemophagocytic lymphohistiocytosis，HLH）又称噬血细胞综合征（hemophagocytic syndrome，HPS），是由于多种原因导致淋巴、单核巨噬细胞系统失控性激活、增生且伴有吞噬血细胞现象，并分泌大量细胞因子导致机体处于过度的炎症反应状态的一组临床综合征。由于该病主要是无效免疫导致大量免疫细胞活化，分泌大量细胞因子从而对机体造成进行性免疫损伤，因此会导致机体持续发热、血象下降、肝脾肿大、凝血异常、多脏器功能异常等严重问题。该病起病急、病情发展迅速、病情凶险，如果不能给予及时的治疗，病死率极高。及时有效的免疫化疗被认为是短期保证患者安全必要手段。该疾病最早是在 1939 年由 Scott 和 Robb-Smith 描述，在1952 年 Farquhar 等报道了一种家族性的儿童免疫失调导致的疾病，命名为噬血网状细胞增多症。随后，人们开始认识到噬血细胞综合征不仅发生于家系遗传的患者中，而且在感染、恶性肿瘤、结缔组织病的患者中也陆续见该病报道。多年来对该疾病的认识不断发展，尤其近 20 余年来 HLH 的基础研究及临床诊断治疗进展迅速。

二、流 行 病 学

HLH 是一种罕见疾病，地理差异是 HLH 流行病学的一个重要特点，各国报道流行病学资料差异很大。瑞典报道家族性 HLH 每年活产新生儿发病率 1/5 万，美国基于得克萨斯州三大学术中心的资料显示 HLH 儿童患病率为1.07/10 万，而在日本则每 100 万个活产婴儿中有 3.42 人患有家族性 HLH，土耳其报道新生儿发生率可高达 7.5/1 万，其 HLH 高发生率与土耳其国内较多的近亲婚配密切相关。我国目前尚没有确切的流行病学结果。家族性 HLH（FHL）发病多见于 2 岁以内的小婴幼儿，不过越来越多的青少年甚至成年人 FHL 病例也见报道。继发性 HLH 病因多样，各国均缺乏具体流行病学资料，发病率在成人 HLH 中约占 70%~80%。

三、发病机制及病理生理

（一）HLH 发病机制

HLH 是由多种致病因素导致淋巴细胞、单核吞噬细胞系统异常激活、增殖、分泌大量炎症因子引起的严重甚至致命的炎症状态，可以看作细胞因子病。其发生与 NK 细胞和细胞毒性 T 淋巴细胞（CTL）的细胞毒功能缺陷有关，发病机制的根本环节在于免疫调节障碍或免疫应答失控。NK 细胞和细胞毒性 T 淋巴细胞功能障碍可见于家族性 HLH，也可见于获得性 HLH。在小鼠模型组中，CD8$^+$T 细胞释放 INF-γ 是触发 HLH 表型表达的重要因素。一系列研究也观测到了 HLH 患者血浆中 INF-γ 相关蛋白质定量要高于其他条件下的炎症反应。正常情况下 CD8$^+$T 淋巴细胞受到抗原刺激产生大量细胞因子，致敏 T 细胞对抗原直接杀伤作用，细胞因子具有协同杀伤作用。当这种状态持续表现时，T 细胞表现为难以抑制的过度激活及增殖，最终发展为 HLH。HLH 免疫基础被认为是细胞功能缺陷导致炎症因子大量释放所致的组织和器官损伤、衰竭。

1. 原发性 HLH 原发性 HLH 是由于基因突变引起免疫清除功能障碍所致的多系统炎症反应。1999 年，发现了第一个与 HLH 相关基因缺陷是穿孔素基因突变，随后动物实验也表明细胞毒 T 细胞功能缺陷导致异常 T 细胞活化从而产生大量细胞因子导致疾病的发生及进展。NK 细胞和 CTL 产生的细胞毒颗粒在介导靶细胞溶解方面发挥关键作用，其中穿孔素（perforin）和颗粒酶（granzyme）为重要组成部分和效应分子。研究表明，NK 细胞和 CTL 中的细胞毒颗粒必须有序经历合成、成熟、极化、转运、对接、引爆和融合等多个环节和阶段，最终才能通过 NK 细胞和 CTL 与靶细胞间形成的免疫突触进入靶细胞，导致靶细胞的裂解和凋亡。各种家族性和遗传性免疫缺陷症相关基因编码蛋白产物正是上述多个环节所必须的关键。例如，穿孔素基因（PRF1）缺陷所致 2 型 FHL，细胞毒颗粒中穿孔素含量显著降低，为常见 FHL 类型，约占

15%~50%。3 型 FHL 的致病基因 UNC13D 编码 Munc13-4 蛋白，为引爆细胞毒颗粒与靶细胞膜融合的关键蛋白，为细胞毒颗粒内容物分泌所必需蛋白，因此 UNC13D 基因缺陷引起细胞毒颗粒与靶细胞融合无能，导致 HLH 的发生。FHL 是一种常染色体隐性遗传病，包括多种基因突变，目前已经报道的有 4 种。免疫缺陷相关 HLH 包括契 - 东综合征、格里塞利综合征、X 连锁淋巴组织增生综合征等。目前发现与原发 HLH 密切相关基因有 12 种。具体详见原发性 HLH 章节。

2. 继发性 HLH　继发性 HLH（sHLH）一般多发生于年长的儿童或成人，没有家族史或已知的 HLH 遗传缺陷。可由外源性因素如病毒、细菌、寄生虫、真菌，内源性产物如组织损伤、代谢产物，风湿性疾病及恶性疾病如恶性淋巴瘤、急性白血病等引起。sHLH 与自身免疫功能异常有关，通常可以发现患者的细胞毒性 T 淋巴细胞及 NK 细胞的细胞毒功能存在缺陷，并且 NK 细胞数量明显降低、细胞毒性 T 淋巴细胞数量明显升高，均提示预后不良。

（1）感染性疾病：又称为感染相关性 HLH(infection-associated hemophagocytic lymphohistiocytosis, IAHS)。感染是 HLH 的最常见触发因素，IAHS 大多数为病毒诱发，特别是 EB 病毒（EBV）感染，此外细菌（包括分枝杆菌等不典型细菌）、寄生虫（如利什曼原虫）、真菌、支原体和立克次体等均可诱发 HLH。需要注意的是，IAHS 中特别是 EBV-HLH 的病例中可能存在一定比例的淋巴瘤或原发性 HLH。EBV 是感染相关 HLH 最常见的致病原。EBV 引起 HLH 的具体机制至今未完全清楚，有研究认为 EBV 感染导致 T 细胞与 NK 细胞免疫调节失衡，可引起 $CD4^+/CD8^+$ 细胞比例异常，细胞与体液免疫紊乱最终启动 T 细胞或 NK 细胞过度激活，引发细胞因子风暴。此外，EBV 感染可能是原发性疾病患者的触发驱动因素，其中 X 连锁淋巴组织增殖性疾病（X-linked lymphoproliferative disease, XLP）患者显著高危。Marsh 等报道，60% 淋巴信号活化分子相关蛋白（SAP）基因缺陷的患者以及 30% 的 X- 连锁凋亡抑制蛋白（XIAP）基因缺陷的患者可发展成为 EBV-HLH。Pachlopnik 等发现 XLP-1 和 XLP-2 感染 EBV 触发 HLH 的概率分别为 92% 和 83%。因此，对考虑 EBV-HLH 而抗病毒治疗效果不佳、应尽早进行 HLH 相关基因筛查以排除原发性 HLH。HLH 相关基因检测阴性的 EBV-HLH 患者不能除外原发 HLH 可能。

（2）恶性肿瘤：HLH 常见于血液系统恶性肿瘤，其中淋巴瘤是常见病因，非霍奇金淋巴瘤占绝大多数，尤其是 T 细胞或 NK 细胞淋巴瘤。在超过 80% 的 T 细胞和（或）NK 细胞淋巴瘤病例可检测到 EBV，其感染的 T 细胞、NK 细胞呈单克隆或寡克隆增殖,但在 B 细胞淋巴瘤中很少检测到,因此 EBV 感染的 T 细胞、NK 细胞在淋巴瘤相关噬血细胞综合征发展中起主要作用。HLH可先于恶性肿瘤诊断之前,也可在肿瘤的治疗过程中出现,可由淋巴细胞转化丧失抑制性免疫功能而直接引起免疫活化所致,也可由疾病本身或治疗诱发的骨髓功能衰竭所致。其可能机制与肿瘤细胞产生的细胞因子所致免疫功能异常及感染触发有关。

(3)风湿性疾病:风湿免疫相关 HLH 也称为巨噬细胞活化综合征(macrophage activation syndrome,MAS),在儿童最常见于全身型幼年特发性关节炎(systemic juvenile idiopathic arthritis,SJIA),成人主要为成人 Still 病(AOSD)、系统性红斑狼疮(SLE)等。风湿免疫相关 HLH 的确切发病机制尚未完全阐明,疾病本身的免疫功能异常或免疫抑制剂的应用均有可能导致 HLH。MAS与其他类型 HLH 相比,促炎性细胞因子 IL-1β 水平升高,IL-6、TNF-α 浓度也高于其他类型 HLH。有研究发现,SJIA 相关 MAS 中可存在 HLH 相关基因杂合子突变,从而引起 NK 细胞功能下降,穿孔素表达下降,导致可溶性白介素 2受体(sIL-2R)、CD163 升高,除此之外还可能合并一些风湿性疾病(如幼年特发性关节炎、川崎病等)的常见表现。如何区别 MAS 和 HLH,可能取决于最先侵犯器官为免疫系统还是血液系统,具体详见 MAS 章节。

(二)病理生理

细胞毒颗粒介导的杀伤途径是 NK 细胞和细胞毒性 T 淋巴细胞清除病毒、细菌、肿瘤等致病因素的重要机制。在正常免疫反应中,外来抗原由抗原递呈细胞递呈给 T 细胞,NK 细胞和 CTL 细胞在刺激下增殖活化,获得分泌细胞因子和细胞毒功能,通过穿孔素/颗粒酶依赖的途径杀伤异常细胞。当某个环节使细胞毒功能受损时,免疫系统就会失去平衡,导致 CD8$^+$T 细胞持续收到活化、增殖信号,在这种情况下,T 细胞持续增殖,产生大量 IFN-γ。高水平的IFN-γ 则持续激活巨噬细胞,分泌超量 IL-12、IL-1、IL-6、IL-10、IL-18 和 TNF-α。IL-10 刺激 CTL 细胞扩增,产生 IFN-γ,促进初始 CD4$^+$T 细胞分化成产 IFN-γ的 Th1 细胞。IL-18 和 IL-12 协同作用,促进 IFN-γ 合成和 T 细胞活化。这些细胞因子再引起其他淋巴细胞和炎症细胞进一步活化、增殖、募集,形成细胞因子风暴,使 T 淋巴细胞及巨噬细胞本身都处于失去控制的活化状态,Th1 与Th2 细胞比例失衡,巨噬细胞吞噬功能增强,导致大量淋巴细胞和巨噬细胞浸润器官,包括肝、脾、淋巴结、骨髓、中枢神经系统,最终发展成 HLH 的严重状态。目前我们已经认识到,免疫调节异常、免疫活性细胞积聚、炎性细胞因子大量产生,在 HLH 发病机制中起核心作用(图 2-1,见文末彩插)。

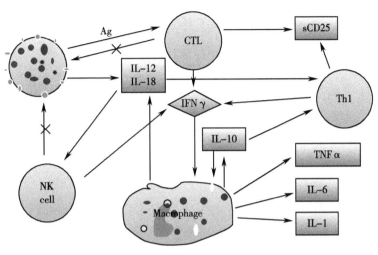

图 2-1　HLH 病理生理

　　HLH 发生时细胞因子,如 IFN-γ、IL-6、IL-10、IL-12、IL-18、TNF-α、MIP1-α、sCD25 等高水平表达。IL-1、IL-6 和 TNF-α 引起持续发热。TNF-α 和 IFN-γ 等抑制骨髓造血是造成血细胞减少的主要原因,过度增殖活化的巨噬细胞和组织细胞吞噬血细胞及继发弥散性血管内凝血(DIC)等均可导致血细胞减少。TNF-α 升高可以抑制脂蛋白脂肪酶水平,导致高甘油三酯血症。活化的巨噬细胞不仅能分泌铁蛋白,还可激活纤溶酶原,导致低纤维蛋白原血症。活化的淋巴细胞则可产生大量可溶性 IL-2 受体(sCD25)。肝脾肿大、肝功能损害、神经系统症状则与淋巴组织细胞浸润脏器,或大量细胞因子直接对受累脏器组织的细胞毒作用有关。

四、临　床　特　征

　　HLH 属于血液科危重症范畴,临床表现复杂多样,缺乏特异性。常见临床症状为:长期发热、脾肿大、全血或两系血细胞减少、淋巴结肿大、肝功能损伤、中枢神经系统、呼吸系统或消化系统症状等,所有症状不一定同时出现,不同患者累及器官也各不相同。HLH 的发生存在一定因果关系和先后顺序,根据临床过程可以分为免疫缺陷、免疫激活及免疫病理(免疫反应引起组织损伤)。

HLH 主要临床特点：

1. 发热　以发热最常见，发生率90%~100%。HLH 患儿发热主要由于炎性因子大量释放导致体温中枢调定点下移所致。对于治疗后的患者再次发热，要注意鉴别发热是 HLH 的病情反复还是感染所致。

2. 肝脾肿大　活化的淋巴巨噬细胞导致组织浸润会引起肝、脾肿大，大量细胞因子也可直接对受累脏器组织产生毒性作用。

3. 血常规三系下降　因为巨噬细胞过度增殖导致吞噬血细胞可以引起血细胞的减少，另外细胞因子风暴中多种细胞因子会抑制骨髓造血进一步导致血细胞的下降。

4. 多浆膜腔积液　炎性渗出及低蛋白血症都会导致 HLH 患者多浆膜腔积液发生，出现胸腔积液、腹腔积液甚至心包积液。

5. 肝炎　HLH 患儿出现肝炎是因为活化的巨噬细胞导致组织浸润引起肝、脾肿大，同时大量细胞活化及炎性细胞因子造成组织损伤，引起肝细胞功能的损害，从而出现转氨酶和胆红素增高。常见的肝脏病理表现为肝门和肝窦的 $CD3^+CD8^+T$ 细胞以及 B 淋巴细胞浸润，其间混杂有吞噬现象的 $CD68^+CD1a^+$ 组织细胞，肝门和中央静脉内皮炎症和淋巴细胞介导的胆管损伤等。肝门和肝窦的淋巴组织细胞浸润和内皮炎症水平由轻到重，并与临床的严重程度相关。肝功能衰竭并发血细胞减少和炎症指标升高应考虑 HLH，而肝功能指标正常的患者诊断 HLH 应该更为慎重。

6. 中枢神经系统症状　HLH 患者中枢神经系统症状发生率各中心报道不一，35%~73% 之间都有报道，多见于侵袭性疾病发病过程。受累者脑脊液可有蛋白升高，细胞数增加，以淋巴细胞、单核细胞为主，有些患儿脑脊液中会发现噬血现象。Janka 等认为中枢神经系统受累多为不可逆的，预后极差，疾病早期行腰穿、头颅 CT 及 MRI 等检查有助诊断。临床发现有一部分患者初始起病或复发仅仅表现中枢神经系统症状，给临床诊断带来一定困难。患者可能出现的神经系统症状，包括癫痫发作、神志欠清、脑神经麻痹、神经运动性障碍、共济失调、兴奋或肌张力减退等，以及巨噬细胞导致的髓鞘破坏继发周围神经病造成的疼痛和虚弱等。虽然神经系统表现不是当前诊断标准的指标之一，但其相对常见并且是许多 HLH 患者的一种特异性临床特征。脑脊液检测对于确定 HLH 的中枢神经受累是非常重要的，50% 以上的 HLH 出现脑脊液异常。一部分 HLH 累及中枢的患者会出现影像学的异常。磁共振成像（MRI）表现多变，包括单发病变、脱髓鞘病变、软脑膜增强或水肿等与神经系统症状相关的影像学改变。Deiva 等研究 46 例原发 HLH 儿童患者,9 例(63%)有神经系统症状,7 例(15%)有小头畸形,23 例(50%)脑脊液异常,15 例(33%)头颅 MRI 异常。至随访结束(3.6 年),28 例生存患儿中 17 例神经系统状态正常,5 例(18%)有严重的神经系统症状,6 例(21%)有轻度的认知障碍。神经系统的预后不受年龄或遗传缺陷类型影响,但是与发病时神经系统症状、MRI 改变或脑脊液异常的严重程度相关。

7. 呼吸及消化道症状　HLH 患者大量的活化巨噬细胞及淋巴细胞浸润或炎性细胞因子造成组织损伤,会导致肺部或肠道的炎性病变。HLH 累及肺部可出现咳喘、血氧下降、呼吸困难等,肺部影像学表现没有特异性,可出现肺实质、间质性改变,以及肺不张、肺气肿、胸腔积液等。HLH 性肠炎患者常表现腹痛、腹泻、腹胀,严重者可出现肠麻痹甚至肠道出血,年龄小的患者肠道症状更容易出现。

五、诊　　断

(一) 诊断概述

由于 HLH 临床表现错综复杂、缺乏特异性,国际上对于该病的认识和诊断标准的制定也经历了不断修正的过程。1991 年组织细胞协会首次制订 HLH 的诊断指南。10 余年后国际组织细胞学会在 2004 年修订了新的诊断标准,即 HLH-2004 诊断标准及治疗方案。HLH-1991 诊断标准仅仅是一个临床诊断,没有认识到 HLH 可能存在的遗传基因缺陷;鉴别原发性与继发性 HLH 仅仅根据发病年龄和有无找到原发病为依据;将噬血现象作为特异性诊断标准,各项诊断指标缺乏特异性。HLH-2004 诊断标准将诊断提高到分子生物学层面,确立了基因筛查的重要性,并且认识到 HLH 发病机制的根本环节在于免疫失控,噬血现象不再作为诊断的必备条件,有助于提高早期诊断率,减少漏诊。此外 HLH-2004 标准中提出了铁蛋白、可溶性 CD25(sCD25)和自然杀伤(NK)细胞活性等 3 个新的诊断指标。HLH-2004 诊断标准中没有包括所有目前发现可能导致原发 HLH 发病的基因分子证据。目前可行的关于 HLH 相关蛋白表达的结果(穿孔素、SAP、或 XIAP)或细胞表面 CD107a 的表达也可以作为鉴定是否原发的重要证据。美国血液学年会 2009 诊断意见突出了临床表现,弱化了实验室指标,尤其是 sCD25 以及 NK 细胞活性对诊断的意义,并提出肝功能损害可作为诊断的重要指标之一。

（二）HLH-2004 诊断标准

虽然 HLH-2004 诊断标准尚有缺陷，目前新的标准没有修订之前，国际上仍然广泛应用国际组织细胞学会 2004 年制定的诊断标准，具体如下：

当患者符合以下两条中的任何一条时可诊断

1. 分子生物学符合噬血细胞综合征

2. 以下指标 8 条中符合 5 条：

（1）发热：体温超过 38.5℃，7 天以上。

（2）脾肿大。

（3）血细胞减少（外周血 2 系以上减少）：Hb<90g/L（新生儿 <100g/L），PLT<100×10^9/L，ANC<1.0×10^9/L。

（4）高三酸甘油血症（≥3.0mmol/L）或（和）低纤维蛋白血症（≤1.5g/L）。

（5）骨髓、脾脏、淋巴结等组织中可见噬血细胞但无恶性表现。

（6）NK 细胞活性减低或缺乏。

（7）铁蛋白≥500mg/L。

（8）可溶性 CD25 水平≥2400U/ml。

需要指出是，成人和儿童 HLH 临床表现有一定相同与不同，所对应诊断标准也有会有所差异，不同病因所致的临床表现也会各有特点，有所不同。另外 HLH 原发性与继发性的区分不仅仅依靠发病年龄来判断，典型基因突变相关的成人原发性 HLH 已经发现的越来越多，而 HLH 在不同的种族中的发病类型及情况也有各自特点，具有一定差异性。

（三）诊断解读

1. NK 细胞活性下降　NK 细胞活性下降是 HLH-2004 诊断标准之一，但由于不同实验室之间检验方法存在差异，不同测定方法之间也存在差异，目前没有统一的 NK 细胞活性标准，且文献报道的 NK 细胞活性参考范围差异很大。目前 NK 细胞活性测定方法通常采用乳酸脱氢酶（LDH）释放法、流式细胞术、四甲基偶氮唑盐（MTT）比色法和 [51] 铬（Cr）释放法。[51]Cr 释放法检测 NK 细胞活性准确性较高，常被作为"金标准"方法，但价格昂贵，存在放射性、污染较大，故目前不常用。流式细胞术是目前常用的临床检测手段，敏感性高，准确性好，较为稳定。很多研究显示 HLH 患者 NK 细胞活性明显低于非 HLH 患者，

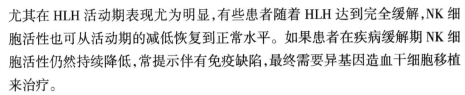

尤其在 HLH 活动期表现尤为明显,有些患者随着 HLH 达到完全缓解,NK 细胞活性也可从活动期的减低恢复到正常水平。如果患者在疾病缓解期 NK 细胞活性仍然持续降低,常提示伴有免疫缺陷,最终需要异基因造血干细胞移植来治疗。

2. 铁蛋白　铁蛋白是一种急性期反应蛋白,炎症状态下升高。铁蛋白的显著升高是重症 HLH 的重要特点,其水平越高、恢复越慢提示病情越重。铁蛋白的过度增高可以认为是机体对于严重炎症所做出的全身性反应,相反,正常范围的铁蛋白可以排除诊断。HLH-2004 标准中使用铁蛋白 >500ng/ml 为诊断标准,其作为阈值的灵敏度为 84%。铁蛋白 >10 000ng/ml 对确诊 HLH 的灵敏度为 90%,特异度为 96%,且研究表明铁蛋白 >10 000ng/ml 很少出现在除 HLH 以外的情况,特别是患者存在发热症状时。另外的也有研究发现,铁蛋白 >10 000ng/ml,成人特异性仅有 60%,儿童特异性为 86%。铁蛋白水平处于 500~10 000ng/ml,临床医师诊断 HLH 将面临更多挑战,糖化铁蛋白在这种情况下有助于诊断。此外,血清铁蛋白动态变化可及时反映 HLH 活动状态的变化,时效性很强。铁蛋白快速下降提示经过治疗,过度炎症反应得到控制和预后改善,而疾病恶化时,由于炎症反应不断放大,致血清铁蛋白水平不断升高。Lin 等发现铁蛋白下降不足 50% 相比于下降 96% 甚至更多的患者,提示预后不良,死亡风险会明显,并且最初 3 周内铁蛋白的最高值越高提示预后越差。

3. 血纤维蛋白原(FIB)下降及凝血功能障碍　血纤维蛋白原主要在肝脏内合成,肝功能受损导致凝血因子合成能力下降,同时清除活化的凝血因子及纤溶酶功能受损,平衡状态被打破后可导致低凝或高凝状态,故 HLH 患者可出现出血与血栓并存的凝血功能障碍。活化的巨噬细胞表达大量的纤溶酶原活化因子,也可导致低纤维蛋白血症。此外,细胞因子 IL-1β 及活化的巨噬细胞均可激活纤溶酶原为纤溶酶,从而增加血纤蛋白原分解,引起低血纤蛋白原血症及血纤蛋白原降解产物(FDP)水平升高。HLH 患者处于急性出血的高危状态,如皮肤瘀斑和出血点、鼻出血、消化道出血(呕血、便血)、脑出血。部分患者可出现弥漫性肺泡出血,其主要临床表现为咯血、呼吸困难、低氧血症、缺铁性贫血等,症状缺乏特异性。

4. 高甘油三酯血症(TG)　淋巴细胞过度活化,巨噬细胞吞噬白细胞可分解产生大量的 TG,且 TNF-α 可抑制脂蛋白脂肪酶水平,导致高 TG 血症。Okamoto 等研究 28 例继发性 HLH 患者的高 TG 血症,19 例患者(68%)高 TG

在诊断或疾病阶段明显,且随着治疗 HLH,TG 水平下降(治疗前后平均水平分别为 297mg/dl 和 136mg/dl,$P=0.0001$),提示 TG 水平可用于诊断 HLH 和评估治疗反应。

5. 可溶性 CD25(sCD25)(sIL-2R) sCD25 是反映 T 细胞活化的指标。持续增高的 sCD25 提示进行性加重的 T 细胞反应,而在炎症反应恢复过程中 sCD25 会快速下降。Imashuku 等报道 74 例 HLH 患者的 sCD25 升高对于判断预后的意义,患者 sCD25 水平 <10 000U/ml 的 5 年生存率为 78%,而 sCD25 水平 ≥10 000U/ml 的 5 年生存率仅为 36%。血清 sCD25 绝对值 >2400U/ml 已经成为 HLH-2004 的诊断标准之一,但由于不同实验室之间 sCD25 检测方法存在差异,采用统一的诊断值并不适合,根据不同实验室标准正常参考值有所区别,以各实验室正常值标准为依据。故有研究定义 sCD25 升高为比较本实验室基线值升高($>x+2s$),且参考范围经过年龄校正。在 2 岁以上儿童 HLH 中 sCD25 的敏感性高于铁蛋白,此外,有研究显示高的铁蛋白 /sCD25 比值则更常见于淋巴瘤相关的 HLH。

6. 骨髓、体液或者组织中可见噬血现象 噬血现象虽为 HLH-2004 诊断标准中的一项,但却并不是诊断 HLH 的金标准。由于取材的差别,诊断 HLH 的患者骨髓、组织中并不一定要有噬血现象,而很多非 HLH 患者骨髓、组织中也可以有噬血现象,并且骨髓中吞噬细胞的数量与临床诊断结果并不一致。

7. 可溶性 CD163(sCD163) sCD163 水平升高与巨噬细胞活化相关。活化的单核细胞和巨噬细胞表面 CD163 表达上调,使其更易于发生吞噬血细胞作用,CD163 细胞外部分脱落成为 sCD163。高炎症状态时 sCD163 升高,例如脓毒症、自身免疫性疾病或恶性肿瘤等,在 HLH 急性期可以检测到非常高的 sCD163 水平。sCD163 通用酶联免疫吸附(ELISA)方法检测,虽然不是 HLH 诊断标准之一,但与铁蛋白水平有很好的相关性,且为巨噬细胞活化的标志,对 MAS、恶性肿瘤等相关 HLH 有明确诊断和病情评估的价值。

8. 其他 CD107a 作为效应细胞脱颗粒的一种敏感标志,与细胞毒活性直接相关。使用 K562 细胞激活患者外周血单个核细胞(PBMC),Munc13-4 和 STX11 缺陷的 NK 细胞相比对照组 CD107a 膜表达下降,而穿孔素缺陷的 NK 细胞没有上述现象。此外,使用白介素(IL)-2 和抗 -CD3 抗体激活 CD8⁺T 细胞,或 IL-2 和植物凝血素激活 NK 细胞,FHL-3、FHL-4 和 FHL-5 型患者 PBMC 表面 CD107a 表达下降。CD63[溶酶体相关膜蛋白 3(LAMP-3)]与 CD107a 相似,是细胞脱颗粒的敏感指标。最新的研究显示,对于遗传性 HLH 筛查

CD107a 及 PRF1 蛋白的检测优于 NK 细胞活性。目前国际组织细胞协会已经明确将 HLH 患者伴有 CD107a 表达检测值降低定义为原发性 HLH。

目前 2004 诊断标准在临床应用中还有一定局限和不足，国际组织细胞学会对于这一诊断标准正在进行修订。

六、分　　类

HLH 并非一种独立的疾病体，病因复杂多样。根据病因，可将 HLH 分为原发性（primary HLH）和继发性（secondary HLH，sHLH）两类。原发性 HLH 即遗传性 HLH，具有明确的家族遗传和（或）基因缺陷，又可分为家族性 HLH（familial hemophagocytic lymphohistiocytosis，FHL）和遗传性免疫缺陷相关性 HLH（immunodeficiency associated HLH）。80% 患者在婴儿或幼年期发病，但也可迟至青少年期或成人期发病。原发性 HLH 在先天基因缺陷的基础上，也需要一定的驱动因素导致疾病的发生，在国内很多病例 EBV 是原发性 HLH 初始驱动因素，因此很多原发性 HLH 和 EBV 相关 HLH 具有病因和疾病特点的重叠。sHLH 则继发于某些基础疾病，主要包括感染性疾病、自身免疫性疾病、器官移植、恶性肿瘤、寄生虫及药物等。两型的组织病理和临床表现相似，但治疗方案和预后有所不同。

七、治　　疗

HLH 治疗原则是以去除诱因，迅速控制细胞因子风暴同时清除过度活化的免疫细胞，联合保护脏器等对症支持治疗为主的综合治疗。

（一）HLH-94 或 2004 方案

20 世纪 80 年代，Henter 教授发现依托泊苷（VP-16）对于治疗 HLH 的患者有着快速良好的疗效，诸多患者从这一治疗中受益。

1994 年国际组织细胞学组制定了 HLH-94 方案（图 2-2），经过 10 年的应用后，2004 年制定了 HLH-2004 方案，主要的更改是一线治疗中在原有 HLH-94 方案中将环孢素在治疗初始时即开始应用，来观察疗效。10 多年的观察研究显示，HLH-2004 方案和 HLH-94 方案相比无论从生存率、疾病缓解率以及药物毒副作用等方面都没有明确优势。因此目前国际上对于 HLH 初始治疗仍然推荐 HLH-94 方案,有些中心也会根据患者的特点选择 2004 方案作为初始治疗。

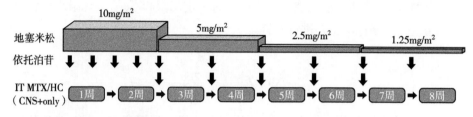

维持治疗9~40周(具体用药如下)
地塞米松(Dex) 10mg/m^2×3天 1次/2周
依托泊苷(VP-16) 150mg/m^2 1次/2周
环孢素(CsA) 6mg/(kg·d) 2~3次/日,根据浓度调整剂量

图 2-2　HLH-94 方案

(二)关于 HLH-2004 方案的解读

1. 初始治疗方案主要依据国际组织细胞学会制定的 HLH-2004 方案。该方案主要包括了 1 到 8 周的初始治疗及之后的维持治疗。HLH-2004 方案是推荐从治疗初始环孢素 A 同时给药,而 94 方案是环孢素(CSA)应用在维持治疗中。

2. 国际组织细胞学组对 HLH-2004 方案解读中提到,维持治疗仅适用于需要造血干细胞移植的患儿,作为移植前的桥接治疗,给患儿提供更好的条件进行移植。没有移植适应证的患儿,接受 HLH-2004 或 HLH-94 方案诱导完全缓解后(一般 8 周),有明确诱因应针对原发诱因进行治疗,找不到明确诱因患儿建议停药观察。

3. 已确诊的 HLH 患者应继续接受以 VP-16、CSA 及地塞米松为主的初始治疗。有研究显示,对于确诊的 HLH,VP-16 在四周之内应用相比四周之后应用疗效有明显差别,所以建议尽早应用。

4. 一项回顾性分析认为,HLH-94 方案与 HLH-2004 方案相比疗效没有差别,也可作为一线治疗方案。目前国际上多以 HLH-94 方案作为 HLH 初始治疗,避免了 CSA 的副作用。另也有日本学者表明,在 EBV 相关 HLH 中,CSA 的应用对于中性粒细胞减少患者具有明确优势。

5. HLH 治疗要注意 VP-16 第二肿瘤发生的副作用。据文献报道,VP-16 总剂量大于 3g/m^2,转化性急性髓系白血病(t-AML)发生率明显上升,有统计学差异。在 HLH 疾病缓解期,没有移植指征患者,如果 sHLH 在原发病得到控制后建议停药观察,不建议维持治疗,避免过度 VP-16 治疗后的毒副作用。

6. 对于经初始治疗 2 周后神经系统症状仍明显加重或异常脑脊液无明显改善的患者,可用甲氨蝶呤联合地塞米松鞘内注射治疗每周 1 次,连续进行 4 周。鞘内注射次数应根据病情适当调整。鞘内注射药物及剂量详见表 2-1。

表 2-1　鞘内注射药物及剂量

年龄(岁)	MTX(mg)	Dex(mg)
<1	6	2
1~2	8	2
2~3	10	4
>3	12	4

注:MTX,甲氨蝶呤;Dex,地塞米松

7. 有移植适应证患者在有合适供者应在病情缓解时及早行异基因造血干细胞移植(allo-HSCT)。维持治疗在移植前患者维持病情稳定非常重要,维持治疗进行到接受移植前。

HLH-2004 方案推荐治疗流程见图 2-3。

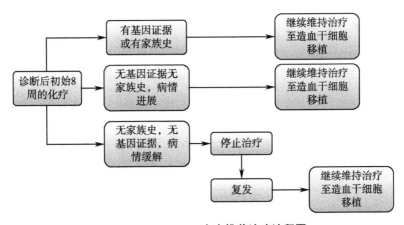

图 2-3　HLH-2004 方案推荐治疗流程图

(三)其他适用于 HLH 治疗方案

HLH 患者常规 HLH-94 或 04 方案治疗 2~4 周后炎症标志物持续升高,临床指标改善不明显,或减停药物病情反复,临床症状反复同时炎性标志物复而上升,应定义为难治或复发HLH,对于这一群患者延误治疗很有可能导致病情持续加重,甚至死亡等不良后果。应该尝试挽救性治疗尽快使病情得到控制。目前针对难治复发性HLH的挽救治疗有很多新进展,但均无统一方案。目前国际上公认为有效的一些治疗方案为:

1. DEP或L-DEP方案　首都医科大学附属北京友谊医院对41例难治性HLH采用脂质体表柔比星(阿霉素)、VP-16、甲泼尼龙(DEP)方案进行挽救治疗,研究发现总体反应率达到78.1%,其中完全缓解(CR)29.3%,部分缓解(PR)48.8%。采用DEP方案可能为后续的病因甚至根治治疗提供时间和机会。目前研究显示,在DEP方案中加入培门冬酰胺酶治疗,对于EBV相关HLH有着更好的疗效。

附:DEP-L方案

脂质体阿霉素	25mg/m^2	d1
VP-16	100~150mg/m^2	d1,Qw
甲泼尼龙	15mg/kg	d1~3,随后递减
培门冬酰胺酶	2000IU/m^2	d5

2. 其他适用于HLH化疗方案　北京京都儿童医院对于难治性HLH尝试应用E-CHOP方案,使一部分进展期HLH患儿获得了再次缓解,获得了肯定疗效,为患儿成功进行造血干细胞移植治疗提供机会。另外化疗药物诸如甲氨蝶呤、阿糖胞苷、6-巯基嘌呤等对于难治性HLH都有成功治疗的报道。

3. 靶向药物　随着分子生物学技术的不断发展,靶向药物的问世对难治复发性HLH得治疗提供了更多可能。目前应用于HLH治疗的靶向药物有很多的个案报道,主要有利妥昔单抗(抗CD20抗体)、阿仑单抗(抗CD52抗体)、达利珠单抗(IL-2受体拮抗剂,抗CD25抗体)、英夫利昔单抗(TNF-α单抗)、依那西普(TNF-α拮抗剂)、阿那白滞素(IL-1受体阻滞剂)、托珠单抗(IL-6单抗)。有研究对42例EBV-HLH患者给予含利妥昔单抗方案的治疗,43%的患者耐受性好,临床状况得以改善。但应要注意,西方人群EBV-HLH绝大多数累及B淋巴细胞,而国内人群大多数累及T细胞或NK细胞,所以这一方案也许对国内患者群并不适用,有经验的中心可以在应用利妥昔单抗之前,通过鉴定EBV感染淋巴细胞亚群结果来指导是否可以应用该药物。此外,阿仑单抗也应用于HLH挽救治疗的患者,有一定疗效,有报道显示进展期HLH患者应用阿仑单抗后77%存活至造血干细胞移植。然而分子靶向药物的治疗,价格昂贵,目前也仅局限于个例报道和小样本的研究,更大规模的治疗试验还有待开展。抗 INF-γ 抗体对穿孔素的作用和对 RAB27A 基因突变小鼠等 FLH 模型生存率的提高、高细胞因子的降低及组织病理学的改善使其正成为靶向治疗的研究热点。目前国际上应用 INF-γ 抗体治疗难治性 HLH 进行临床试验,获得了良好的效果,相信在不久将来随着该药物的正式应用会挽救更多难治性 HLH 患者。

4. 芦可替尼　芦可替尼作为 JAK2 激酶抑制剂,被认为可以阻断 JAK/STAT 信号通路从而阻断 HLH 患者细胞因子活化通路起到治疗控制病情进展的作用。JAK/STAT 通路不仅调节细胞因子的生物学活性,还影响初始性 T 细胞向辅助性 T 细胞家族 Th1、Th2、Th17 和调节性 T 细胞不同方向的分化。研究表明芦可替尼抑制信号传感器和激活转录单基因表达,限制 CD8$^+$T 细胞的活化,从而减少促炎细胞因子的产生。因此芦可替尼可以逆转 HLH 的高炎症反应,达到治疗疾病目的。临床可以单用也可以联合针对 HLH 的免疫化疗方案,使进展期 HLH 患者受益。

5. 抗胸腺细胞免疫球蛋白　Mahlaoui 等在对 38 例 FHL 患者的研究中发现,对 FHL 患者联合应用抗胸腺细胞免疫球蛋白(ATG)、泼尼松及环孢素 A 进行诱导治疗,其中 28 例达完全缓解(CR),CR 率为 73%,9 例达部分缓解(PR),PR 率为 24%;对早期诱导治疗后达到缓解的患者及早行 allo-HSCT,19 例 FHL 患者中 16 例达到临床治愈(84%)。

6. 脾切除　王昭等报道了对 19 例进展期 HLH 进行脾切除术,术后有 12 例(63.2%)患者病情得到了部分缓解,而 7 例患者没有任何疗效。脾切除对于不明原因的成人复发难治性 HLH 可能是一种有效的治疗方式,但其病理生理机制尚不明确,有待于进一步的研究。

7. 对症支持治疗　HLH 多伴有感染、出血、细胞因子风暴导致的多脏器功能损害等,因此合理预防和治疗感染,保护脏器功能,纠正凝血功能障碍,清除细胞因子以及保证营养等对症治疗至关重要。

(1)感染:HLH 患者往往因严重血细胞减少和免疫抑制治疗,感染风险很高。无论在诱导治疗还是在挽救治疗阶段,给予患者充分的支持治疗是十分必要的。感染作为 HLH 的重要角色,既可以是诱因,也可以是疾病发展过程中的伴随症状,也可以是治疗过程中的并发症。因此,应积极防范中性粒细胞减少症,预防卡氏肺孢子虫肺炎及真菌感染等。同时应警惕任何新出现的发热,需考虑 HLH 复发以及机会性感染的可能,并开始经验性广谱抗生素治疗。

（2）凝血异常：在 HLH 患者中凝血功能障碍与其病死率密切相关，积极治疗原发病的同时，及时补充原料即替代治疗尤为重要，如对症输注新鲜冰冻血浆、血小板、纤维蛋白原、凝血酶原复合物等，争取早期控制并纠正弥漫性血管内凝血（DIC）。对于血小板减少患者应积极输注血小板预防出血。

（3）脏器保护：大多数 HLH 患者均有肝炎表现，包括转氨酶升高、黄疸等，并可伴有肝脏体积增大，严重程度不等，可从非常轻度的转氨酶升高到暴发性肝衰竭。对于本身凝血机制异常的 HLH 患者来说，严重的肝功能损伤可使其肝脏合成凝血因子能力下降，同时清除活化的凝血因子及纤溶酶功能受损，平衡状态被打破后可导致低凝或高凝状态。因此，控制噬血病情的同时给予积极的保肝支持治疗可帮助 HLH 患者获得较满意的疗效。

（4）血浆置换：由于 HLH 是免疫活化导致大量细胞因子释放引起机体处于过度炎症反应状态的一组临床综合征，所以在疾病进展期进行血浆置换可以快速清除细胞因子，减少炎症因子对机体的损伤，使患者短期恢复较好状态，从而可以为后续的治疗争取时间创造机会。血浆置换疗法又称为治疗性血浆置换（TPE），是净化血液的重要手段之一，规范操作严重并发症非常罕见。对于危重、进展期 HLH，以及 HLH 移植过程中细胞因子释放后或化疗毒性导致脏器、血管损伤的恢复安全有效，有条件中心可根据患者情况进行选择。

（四）造血干细胞移植

造血干细胞移植（HCT）是治疗原发性 HLH 的唯一根治手段，复发难治性 HLH 也积极推荐进行异基因造血干细胞移植（allo-HSCT）。移植的主要目的是清除 HLH 所致机体免疫紊乱，重建正常免疫系统从而使疾病达到根治。20 世纪 80 年代，国际上第一例家族性 HLH 移植成功，此后随着对疾病的认识和治疗手段不断进步，近年来造血干细胞移植治疗 HLH 的效果大有改善，移植后的长期生存已从最初不到 50% 到现在的 70%~90%。移植前给予合理的免疫化疗是桥接移植保证移植效果必不可少的策略。疾病的状态，以及预处理方案的设计、供者的选择、移植的时机等都和移植的效果密切相关。

1. 造血干细胞移植适应证　HLH 患儿是否推荐移植的原则，即：是否有直接或间接证据证明患儿有原发性免疫缺陷。目前国际公认造血干细胞移植适应证：

（1）原发性 HLH；

1）有明确 HLH 家族史的 HLH 患儿。

2）噬血相关基因检测明确有意义，可以证明导致 HLH 发生的基因突变：例如常染色体隐性遗传方式中，患者基因检测有意义基因位点的纯合突变或者复杂杂合突变，对于单位点的基因突变要结合蛋白功能表达或细胞功能学进一步明确是否有意义；X 连锁性染色体隐性遗传方式患者一般为母亲是携带者，儿子（男性）发病。另外目前 CD107a 的检测、穿孔素及颗粒酶功能的检测明显异常也是诊断原发性 HLH 的可靠依据。

（2）难治性及复发性 HLH：HLH 初始治疗 8 周病情没有达到缓解或者病情持续进展被定义为难治性 HLH。如果患者经过治疗达到病情缓解，后又出现 HLH 再次活动，诊断标准中三个及以上指标的活动被定义为复发性 HLH。

（3）NK 细胞活性持续低下：NK 细胞活性在 HLH 进展期降低，但随着疾病缓解活性恢复到正常范围，这群患者可以密切观察。但是 NK 细胞活性持续降低，应考虑患者有 NK 细胞功能缺陷，需要积极推荐 HSCT。

（4）中枢神经系统受累 HLH：所有的 HLH 患儿都应该进行中枢神经系统 HLH 的评估。评估包括神经系统症状和体征的详尽检查；脑脊液检查：包括脑脊液白细胞数、生化有无蛋白的增高、甩片中寻找吞噬细胞，以及相关病毒的检测；影像学检查：主要是头部磁共振的扫描。HLH 中枢累及往往提示患者高度相关的遗传背景及预后不良，所以应对此类患者积极推荐异基因造血干细胞移植。

（5）恶性肿瘤合并 HLH：年长儿或成年患者，淋巴瘤合并 HLH 往往提示预后不良，HSCT 往往使这类患者受益。

2. HCT 供者选择　合适的移植供者选择与 HSCT 效果密切相关。供者的寻找应该在 HLH 诊断初期有移植指征的患儿中积极进行，因为供者寻找需要一定时间和过程，并且移植时机和移植效果密切相关，所以供者的准备一定提前进行。在没有全相合供者情况下，半相合作为替代供者的移植也是合适的选择。为了获得最佳的移植效果，异基因供者选择原则应遵循如下原则：

（1）亲缘性供者选择：要充分考虑供者是否可能携带有和患者相同的缺陷基因。因此有直接基因缺陷证据的患者，亲缘性供者需进行排查患者相关基因，没有相关基因缺陷方可做供者。如果没有明确基因缺陷证据的患者，选择亲缘性供者要慎重，不做首要推荐，需要时需通过相关检测手段（如供者 NK 细胞活性、CD107a 等指标）筛选较适合供者。在没有全相合供者情况下，亲缘半相合作为替代供者的移植也是合适的选择。

（2）排除基因缺陷及细胞功能学可能的缺陷后，供者选择仍应以 HLA 配型相合程度作为供者选择依据。

（3）HLA 配型适合的骨髓库非血缘供者是原发 HLH 理想选择。

（4）脐血移植因为其植入相对困难，需加大预处理强度，从而增加患者移植相关死亡率；另外移植后病毒激活及混合嵌合状态的纠正，需要供者淋巴细胞输注做支持，脐血移植没有优势。因此脐血移植治疗 HLH 不做首要推荐。

3. HCT 时机　明确移植适应证，在病情缓解期早期移植非常重要。多家中心报道，移植前病情达到缓解期的患者 HSCT 疗效明显好于非缓解期患者。另外初始治疗 2 个月疾病是否达到完全缓解也是独立的预后因素。对于复发、难治病例以及中枢神经系统受累 HLH 患者，在移植前尽可能应用更强的免疫化疗方案或可行的靶向治疗方法，使病情尽可能达到较理想稳定的状态，为移植创造机会尽早进行 HSCT。

4. HCT 预处理方案及疗效　传统的清髓性造血干细胞移植（MAC-HCT）预处理应用 VP-16、美法仑（MEL）、环磷酰胺（CTX）加或不加 ATG，但是由于较高的移植相关死亡率（TRM）以及较高的植入失败发生率（9%~22%）影响了移植效果。伴有 XIAP 基因缺陷的患者，应用 MAC 预处理移植疗效更差。近年来国际上推荐减低强度预处理移植（RIC-HCT），目的是减少预处理毒性，降低移植相关死亡率，总体疗效明显好于 MAC-HCT。Marsh 等报道 RIC-HCT 预处理方案推荐阿伦单抗（Campath I）、美法仑、氟达拉滨（Flu），3 年的总体生存（OS）达到 92%。不过由于移植后过高的混合嵌合状态，为了避免移植后复发，患者需要定期进行供者淋巴细胞输注（DLI），因而明显增加了住院时间，长期的疗效尚需更多的病例进一步观察。阿伦单抗由于可以作用于多种免疫细胞上，因此它是 HLH 治疗有效的药物并且是 HSCT 预处理有效的免疫抑制药物。但是由于阿伦单抗及美法仑还没有进入国内市场，国内目前移植预处理仍然应用 VP-16、白消安（Bu）、氟达拉滨或者环磷酰胺加或不加 ATG 为主的预处理方案，由于较高的移植失败率，有的移植中心推荐应用以全身放射治疗（TotalBody Irradiation，TBI）为主的预处理方案。预处理的设计要注意药物的毒性，尽量减低预处理强度从而减低移植相关死亡率，以获得更好的移植疗效。

5. 植入失败及移植相关死亡率（TRM）　据报道以 VP-16、白消安、环磷酰胺及 ATG 为主的 MAC-HCT 移植相关死亡率可高达 30%~50%，主要原因为肝静脉闭塞病（VOD）、肺炎、植入失败或者移植物抗宿主病（GVHD）等。以白消安为主的 MAC-HCT 是移植后肺炎及 VOD 的高危因素。移植前疾病的进展会导致更高发的 TRM,移植前 HLH 的反复发作导致隐匿性肝脏、肺脏等损伤也是移植过程中导致 VOD 或非感染性肺炎的主要原因。移植后早期死亡或者 HLH 再次活动大多数发生在移植后 100 天内,一般移植后死亡基本都发生在移植后一年内,几乎没有见到移植后两年出现 HLH 复发的情况。

6. 移植后 HLH　移植后 HLH 再活动也是 HLH 移植后早期(一般是移植后 100 天内)需要密切关注的情况。因为 HSCT 后免疫重建需要一定时间和过程,并且免疫抑制剂的应用延迟了免疫重建的时间。因此在这一窗口期要注意 HLH 再活动的可能。一项回顾性分析结果显示,173 例 HLH 移植后出现 HLH 再活动的患者可达 8.8%,显示了较高的比例。如果移植后出现不明原因的发热,可以除外感染,伴有血清铁蛋白异常增高,sCD25 升高,同时骨髓中出现噬血现象,要高度怀疑 HLH 再活动的可能。出现 HLH 复发,及时给予低剂量 VP-16,可以有效控制病情,随着免疫逐渐重建,达到临床治愈。

7. 预后及展望　原发性 HLH 患者应在疾病缓解期尽早进行异基因造血干细胞移植重建正常免疫,根治疾病。HLH-2004 方案应用对于早期病例有着很好疗效,但对于最终需要移植治疗的 HLH 患儿,此治疗方案的应用目的应是尽可能使患儿达到缓解期,为造血干细胞移植提供最佳条件。因此化疗时间不宜过长,也无需用满疗程。难治、进展期患儿,通过 HLH 一线治疗往往不能得到满意效果,可以应用二线方案或其他免疫化疗方案或靶向治疗方案尽可能使疾病达到缓解,移植才能达到更加理想疗效。但仍有一部分患者内科保守治疗仍然不能达到理想效果,此时进行造血干细胞移植会大大增加移植风险,医生应该充分权衡利弊,虽不能完全缓解,但尽可能找到最佳时机积极行挽救性造血干细胞移植,也可以有希望治愈患者。

在国内,造血干细胞移植治疗 HLH 也是 2010 年以来逐渐成熟并发展的新兴领域。随着临床医生认识的深入,更早期推荐患儿进行造血干细胞移植治疗,可以使更多患儿在缓解期得到及时移植治疗,取得更佳的移植效果。特别是医疗技术、治疗手段的不断改进,HLH 移植效果在我国是越来越好,目前 5 年以上长期生存率可达 60%~80%。

另外由于亚洲人种 EB 相关 HLH 发病机制和临床表现与欧美等白色或黑色人种有一定差别,相比预后可能会较差。我们迫切需要总结及发展我国特色的针对 HLH 的治疗手段及经验,惠及更多患者。

（孙　媛）

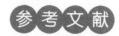

1. Janka G. Hemophagocytic lymphohistiocytosis: when the immune system runs amok. Klin Padiatr, 2009, 221: 278-285.

2. Jordan MB, Hildeman D, Kappler J, et al. An animal model of hemophagocytic lymphohistiocytosis (HLH): CD8+ T cells and interferon gamma are essential for the disorder. Blood, 2004, 104: 735-743.

3. Yan Dommelen SL, Sumaria N, Schreiber RD, et al. Perforin and granzymes have distinct roles in defensive immunity and immunopathology. Immunity, 2006, 25: 835-848.

4. Chavez-Galan L, Arenas-Del Angel MC, Zenteno E, et al. Cell death mechanisms induced by cytotoxic lymphocytes. Cell Mol Immunol, 2009, 6(1): 15-25.

5. Maakaroun NR, Moanna A, Jacob JT, et al. Viral infections associated with haemophagocytic syndrome. Rev Med Virol, 2010, 20: 93-105.

6. Machaczka M, Vaktnas J, Klimkowska M, et al. Malignancy-associated hemophagocytic lymphohistiocytosis in adults: a retrospective population-based analysis from a single center. Leuk Lymphoma, 2011, 52: 613-619.

7. Goo HW, Weon YC. A spectrum of neuroradiological findings in children with haemophagocytic lymphohistiocytosis. Pediatr Radiol, 2007, 37(11): 1110-1117.

8. Janka GE. Familial and acquired hemophagocytic lymphohistiocytosis. Eur J Pediatr, 2007, 166 (2): 95-109.

9. Deiva K, Mahlaoui N, Beaudonnet F, et al. CNS involvement at the onset of primary hemophagocytic lymphohistiocytosis. J Neurology, 2012, 78(15): 1150-1156.

10. Henter JI, Elinder G, Ost A, the FHL Study Group of the Histiocyte Society. Diagnostic guidelines for hemophagocytic lymphohistiocytosis. J Semin Oncol 1991, 18: 29-33.

11. Henter JI, Horne A, Aricó M, et al. HLH-2004: Diagnostic and therapeutic guidelines for hemophagocytic lymphohistiocy-tosis. J Pediatr Blood Cancer, 2007, 48: 124-131.

12. Allen CE, Yu X, Kozinetz CA, et al. Highly elevated ferritin levels and the diagnosis of hemophagocytic lymphohistiocytosis. J Pediatr Blood Cancer, 2008, 5(6): 1227-1235.

13. Lin TF, Ferlic-Stark LL, Allen CE, et al. Rate of decline of ferritin in patients with hemophagocytic lymphohistiocytosis as a prognostic variable for mortality. J Pediatr Blood Cancer, 2011, 56(1): 154-155.

14. Okamoto M, Yamaguchi H, Isobe Y, et al. Analysis of triglyceride value in the diagnosis and

treatment response of secondary hemophagocytic syndrome. J Intern Med,2009,48(10):775-781.

15. Imashuku S,Hibi S,Kuriyama K,et al. Management of severe neutropenia with cyclosporin during initial treatment of Epstein-Barr virus-related hemophagocytic lymphohistiocytosis. Leuk Lymphoma,2000,36:339-346.

16. Imashuku S Shinsaku H. Etoposide-related secondary acute myeloid leukemia(t-AML)in hemophagocytic lymphohistiocytosis. Pediatr Blood Cancer,2007,48:121-123.

17. Wang Y,Huang W,Wang Z,et al. Multicenter study of combination DEP regimen as a salvage therapy for adult refractory hemophagocytic lymphohistiocytosis. Blood,2015,126(19):2186-2192.

18. Mahlaoui N,Ouachée-Chardin M,de Saint Basile G,et al. Immunotherapy of familial hemophagocytic lymphohistiocytosis with antithymocyte globulins:a single-center retrospective report of 38 patients. Pediatrics,2007,120:e622-628.

19. Jordan MB,Allen CE,Weitzman S,et al. How I treat hemophagocytic lymphohistiocytosis. Blood,2011,118:4041-4052.

20. Marsh RA,Mi-Ok Kim,Chunyan Liu,et al. Allogeneic hematopoietic cell transplantation for XIAP deficiency:an international survey reveals poor outcomes. Blood,2013,121:877-883.

21. Marsh RA,Gretchen Vaughn,Mi-Ok Kim,et al. Reduced-intensity conditioning significantly improves survival of patients with hemophagocytic lymphohistiocytosis undergoing allogeneic hematopoietic cell transplantation. Blood,2010,116:5824-5831.

22. Naithani R,Asim M,Naqvi A,et al. Increased complications and morbidity in children with hemophagocytic lymphohistiocytosis undergoing hematopoietic stem cell transplantation. Clin Transplant,2013,27:248-254.

23. Asano T,Kogawa K,Morimoto A,et al. Hemophagocytic lymphohistiocytosis after hematopoietic stem cell transplantation in children:a nationwide survey in Japan. Pediatr Blood Cancer,2012,59:110-114.

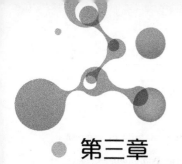

第三章

原发性噬血细胞性淋巴组织细胞增多症

一、简　介

　　噬血细胞性淋巴组织细胞增多症（hemophagocytic lymphohistiocytosis，HLH），又称噬血细胞综合征（hemophagocytic syndrome，HPS），是由于过度的炎症反应和异常的免疫调节所导致的一种致命性临床综合征，分为原发性（primary HLH）和继发性（secondary HLH）两种。原发性 HLH 患者的先天遗传学突变是发病的主要原因，通常与穿孔素依赖的细胞毒功能缺陷有关，常被认为是常染色体隐性遗传病，高发于儿童和婴儿期，大多发生于 1 岁以内。瑞典统计的发病率约为十万分之一，中位发病年龄为 5.1 个月，婴儿出生时大多无临床表现，仅有少部分患儿在出生后 1 周之内发病。目前国内尚无对 HLH 的流行病学调查，对于原发性 HLH，浙江省儿童医院在 2011 年至 2013 年诊断 HLH 并行已知 HLH 相关基因检查的 86 例儿童中发现 24 例发生遗传学突变（27.9%）。

二、发病机制

　　穿孔素依赖的细胞毒功能缺陷是原发性 HLH 的主要发生机制。在 HLH 患儿体内，该缺陷导致 NK 细胞和细胞毒性 T 细胞（CTL）不能及时清除被病毒感染的靶细胞，抗原持续刺激导致 CTL 过度增殖和活化，活化的 T 细胞产生大量的 IFN-γ，刺激巨噬细胞增殖和活化，继而产生大量细胞因子，包括 IL-6、IL-10、IL-8、TNF-α、IL-1b、IL-12、IL-18 等，即炎症因子风暴，大量的细胞因子又进一步促进淋巴细胞增殖和活化，形成正反馈环。以上过程最终引起组织坏死和噬血现象，如不能及时控制，炎症反应继续进展，将导致多器官功能衰竭。

　　正常情况下，NK 细胞和 CTL 细胞被激活后通过脱颗粒过程释放穿孔素和颗粒酶等用来杀伤靶细胞,脱颗粒过程包括囊泡包装、运输、锚定、包装和融合等,整个过程需要多种蛋白参与,包括 LYST、Munc13-4、Munc18-2、Syntaxin 11、Rab27a 等,以上过程中的任何环节出问题都将导致 NK/CTL 细胞的细胞毒功能受损,直至 2017 年已经发现有至少 12 种基因突变与原发性 HLH 相关。

因此,HLH 的临床表现与 NK 细胞和 CTL 细胞功能受损从而导致的细胞因子风暴和巨噬细胞对组织器官的浸润密切相关。激活的巨噬细胞分泌的 IL-1、IL-6 和 TNF-α 是引发患儿持续发热的主要原因;大量淋巴细胞和组织细胞浸润导致脾肿大;巨噬细胞分泌的 TNF-α 和 CTL 细胞分泌的 IFN-γ 一方面能够直接抑制骨髓造血干细胞的造血功能,另一方面能活化巨噬细胞对血细胞的吞噬作用从而导致血细胞的减低;TNF-α 水平增加可以使脂蛋白脂肪酶活性减低,从而发生高脂血症;活化的巨噬细胞分泌纤溶酶原激活物,血清中纤溶酶水平增加,纤维蛋白原水平降低;各种细胞因子如 TFN-γ、TNF-α、IL-6、IL-10、IL-18、IL-12 和 sCD25 均可激活巨噬细胞非特异性吞噬血细胞,从而在组织中发现噬血现象;各种原因引起的 NK 细胞的细胞毒功能缺陷导致 NK 细胞活性减低或消失;活化的巨噬细胞能够产生大量的铁蛋白,导致血清铁蛋白水平明显升高;活化的淋巴细胞产生大量 sCD25,使血清 sCD25 水平明显升高。

总结 HLH 发病的病理生理过程为以下 3 个部分:① NK/CTL 细胞细胞毒功能缺陷;② T 细胞和巨噬细胞的过度活化;③炎症因子风暴和噬血细胞浸润引发的组织器官损伤。

三、各型原发性 HLH 与相应基因突变

原发性 HLH 目前主要分为 3 种,家族性 HLH、白化和免疫缺陷合并 HLH 以及 EBV 驱动的 HLH。

关于原发性免疫缺陷病(PID)相关 HLH:许多免疫缺陷病可以发生 HLH,且均有明确 PID 相关基因突变。这些基因突变后往往导致 NK 细胞、CTL 细胞或 B 细胞功能受损,尤其是在囊泡颗粒分泌过程中,最终亦导致细胞毒功能受损从而发生一系列细胞因子风暴和组织器官损伤。同时,LYST、AP3 和 RAB27A 基因缺陷影响了细胞黑色素的形成过程,使一部分患者出现白化表现。一些学者建议把 PID 合并 HLH 列入原发性 HLH,甚至有学者将 HLH 列入广义的免疫缺陷,但也有学者认为除 LYST、AP3 和 RAB27A 基因缺陷外,其他 PID 合并 HLH 几率比较小,且多有诱因,故不应列入原发性 HLH。

（一）家族性 HLH

1. FHL-1　1999 年，Ohadi 等人研究了 4 名具有发热、肝脾肿大、血细胞减低表现，且有血缘关系的巴基斯坦人的基因后发现他们的 9 号染色体 9q21.3-22 上一个 7.8-cM 区域存在基因突变，此后将由该区域的基因异常引起的 FHL 命名为 I 型（FHL-1），但相关基因及蛋白功能尚不清楚，该基因突变较为罕见。

2. FHL-2　1999 年，Dufoureq 等人第一次发现了穿孔素蛋白基因（PRF1）突变能够引起 HLH，被研究对象为巴黎的一名 FHL 患者及其家族成员，由穿孔素蛋白基因突变所导致的 FHL 被命名为 II 型（FHL-2），其编码的蛋白为穿孔素蛋白。FHL-2 的发病年龄通常较小，中位发病年龄约 3 个月，但少数患者也可在成年期发病。PRF1 基因位于 10q21-22，包括有 3 个外显子，基因编码区位于第 2 个和第 3 个外显子上，所编码的穿孔素蛋白含有 555 个氨基酸，该蛋白一般储存在 NK 细胞和 CTL 细胞的囊泡中，正常情况下，穿孔素诱导细胞毒颗粒进入靶细胞细胞质，致使靶细胞发生细胞凋亡。当该基因突变后，引起完全或部分穿孔素蛋白表达下调或功能异常，导致 NK 细胞和 CTL 细胞的细胞毒功能完全或不完全受损，最终使宿主细胞不能消除一般病原体引起的感染，同时活化的细胞因子大量产生，引起一系列 FHL 的临床表现。已经发现，穿孔素蛋白基因有 70 多种突变类型，均位于编码区。PRF1 基因突变发生频率可能与种族相关，在土耳其 FHL 患者中占 13%，德国占 43%，日本占 19%。在中国一项研究中，原发性 HLH 患儿中该基因突变占所测得具有基因突变总例数的 29.2%（7/24 例）。Trizzino 等人在关于 PRF1 基因突变中的研究显示，一些特殊的突变类型存在地域和种族的差异。土耳其人群中 c.1122G>A（p.W374X）为最常见突变位点，约占 FHL-2 突变的 74%。在日本患者中约 1/3 的 FHL-2 突变为 c.1090-1091delCT（p.L364fsX）。我国 FHL-2 患儿中发现 p.C102F、p.S108N 和 p.T450M 等基因突变，个别患儿存在复合杂合突变。

3. FHL-3　2003 年，Feldmann 等人发现 UNC13D 基因突变导致 FHL-3 的发生，该基因位于 17q25，包含 32 个外显子，编码的 Munc 13-4 蛋白含有 1090 个氨基酸。Munc 13-4 蛋白主要参与细胞毒性囊泡与细胞膜的融合过程，能够诱导细胞毒颗粒释放。缺乏该蛋白后导致细胞毒颗粒胞吐功能的障碍。已有 50 余个该基因位点突变被报道，包括错义突变、缺失突变、无义突变、剪接错误等。该基因突变的频率可能亦与种族相关，韩国的报道显示 UNC13D 基因突变占 FHL 患者的 89%。在中国一项研究中，原发性 HLH 患儿中该基因突变

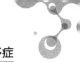

占所测得具有基因突变的总例数的 41.7%（10/24 例）。

4. FHL-4　FHL-4 的发生与 STX11 基因突变相关，该基因位于 6q24，包含 2个外显子，其编码区位于第 2 个外显子上，编码的突出融合蛋白（Syntaxin 11）含有 287 个氨基酸，是 SNARE（soluble N-ethylmaleimide sensitive factor attachment protein receptors）家族成员之一。Munc 18-2 与 Syntaxin 11 能够形成异源二聚体，当抗原与细胞膜接触时，Munc 13-4 发挥融合作用并诱导 Munc 18-2 与 Syntaxin 11 形成的二聚体活化，随后促进囊泡与靶细胞膜融合。FHL-4 患者的临床表现较 FHL-2 和 FHL-3 轻，进展较慢，原因是由于 IL-2 释放后可以使 NK 细胞脱颗粒和细胞毒异常得到部分性的恢复。该基因突变常见于土耳其 / 库尔德人群，在北美 FHL 患儿中 FHL-4 只占 1%。在中国一项研究中，原发性 HLH 患儿中该基因突变占所测得具有基因突变的总例数的 4.2%（1/24 例）。

5. FHL-5　由 STXBP2 基因突变引起的 HLH 被定为 FHL-5，该基因位于 19p13.2-p13.3，包含 19 个外显子，编码突触融合蛋白 - 结合蛋白 -2（syntaxin binding protein 2，STXBP2/Munc 18-2），含有 539 个氨基酸。Munc 18-2 主要表达于 NK 细胞、T 细胞和单核细胞，与 Syntaxin 11 相互作用形成复合体，在 NK 细胞、CTL 细胞的细胞毒功能中的囊泡转运与细胞膜融合过程中发挥着重要作用。在 FHL-5 患者中，Munc 18-2 不能与 Syntaxin 11 形成稳定的二聚体，复合体稳定性下降导致 NK 细胞和 CTL 细胞的细胞杀伤功能减低或消失。已发现 10 余种突变类型，包括错义突变、缺失突变、移码突变和剪接突变等。在中国一项研究中，原发性 HLH 患儿中该基因突变占所测得具有基因突变的总例数的 25.0%（6/24 例）。

（二）伴有部分白化的免疫缺陷合并 HLH

1. Griscelli 综合征 2 型（GS2）　GS2 是由于 RAB27A 基因的突变所导致，该基因定位于 15q21，编码的 Rab27a 蛋白具有 221 个氨基酸，能够在囊泡锚定和运输的过程中发挥作用，使囊泡成功结合于靶细胞细胞膜，继而诱导 NK 细胞和 CTL 细胞发挥杀伤靶细胞的细胞毒功能。该基因突变使囊泡不能正常结合到靶细胞，导致靶细胞不能被有效杀伤。由于黑色素细胞的黑色素囊泡出胞需要 Rab27a 的参与，故 GS 患者会出现部分白化。有报道显示，GS2 临床表现的严重程度（分析因素包括体温、血清肝酶水平、IFN-γ 水平以及生存率）在 FHL-1 和 FHL-4 之间。在中国一项研究中，原发性 HLH 患儿中该基因突变占所测得具有基因突变的总例数的 4.2%（1/24 例）。

2. Chediak-Higashi 综合征（CHS） CHS 为 LYST 基因突变所引起，该基因定位于 1q42.1-42.2，编码的调节蛋白 LYST 含有 3801 个氨基酸。LYST 蛋白参与囊泡形成和运输过程，该基因突变致使 NK 细胞和 CTL 细胞的细胞毒颗粒不能正常释放，从而导致细胞毒功能缺陷。LYST 蛋白同样参与黑色素细胞囊泡的转运。患儿在 CHS 病程的加速期常表现为 HLH。在中国一项研究中，原发性 HLH 患儿中该基因突变占所测得具有基因突变的总例数的 25.0%（6/24 例）。

3. Hermansky-Pudlak 综合征 2 型（HPS2） HPS2 由 AP3B1 基因突变引起，该基因编码的 AP3 复合体亚基 β1 参与囊泡运输过程，故该基因突变导致囊泡不能正常运输到细胞膜，从而影响 NK 细胞和 CTL 细胞对靶细胞的杀伤功能，并引起部分白化。在中国一项研究中，原发性 HLH 患儿中该基因突变占所测得具有基因突变的总例数的 4.2%（1/24 例）。

（三）EB 病毒驱动的 HLH

首先，EBV 属于疱疹病毒属，EBV 感染后能够发生多种疾病，仅有少数为 HLH。同时，研究发现，在亚洲人中，EBV-HLH 的发生率较高，表明该病有一定的遗传易感性。正常情况下，在初始感染时，EBV 在 B 淋巴细胞复制，同时，识别 EBV 的 CTL 能够产生记忆细胞，从而使机体对该病毒产生免疫。而在少数情况下，EBV 感染 T 淋巴细胞和 NK 细胞，并在其中进行复制，释放后再感染形成一个循环，导致持久 EBV 感染，引起 HLH 的发生。EBV 感染不仅引起 T 淋巴细胞功能障碍，还可导致 T 淋巴细胞信号传导及细胞间相互作用功能异常，引起机体免疫功能缺陷，从而发生 HLH。例如，Cd27 和 Magt1 存在于细胞膜上，Itk 存在于细胞内，以上分子均参与淋巴细胞的一系列信号转导过程，上述任何基因突变均导致淋巴细胞信号转导异常从而发生持续活化和过度增殖。报道显示，感染 EBV 的 T 淋巴细胞表达 Lmp1 蛋白，该蛋白通过 TNF 及 NF-κB 途径引起细胞因子风暴。然而，具体机制尚不完全清楚。目前临床大多数 EBV-HLH 基因筛查阴性，更多疾病发生机制及相关基因尚有待进一步被挖掘。

X 连锁的淋巴增殖综合征（X-linked proliferative syndrome，XLP）分为 2 种类型，即 XLP1 和 XLP2，其中 XLP1 约占 80%，XLP2 占 20%，前者由 SH2D1A 基因突变引起，后者由 BIRC4 基因突变导致。两个基因均位于 Xq25，即为 X 连锁遗传性疾病。SH2D1A 基因编码 SAP 蛋白，参与 NK 细胞和 CTL 细胞的细胞毒信号转导过程。BIRC4 基因是凋亡抑制蛋白家族的成员之一,编码 XIAP 蛋白,与 NK 细胞和 CTL 细胞的细胞生存相关,且能够参与 NF-κB 相关的信号通路。以上蛋白的突变均导致 NK 细胞和 CTL 细胞不能有效杀伤抗原刺激的靶细胞,从而影响细胞发挥正常的免疫功能。

综上所述,最常见的突变发生在 PRF1 和 UNC13D 基因上,导致 FHL-2 和 FHL-3 型。若突变引起相应的蛋白完全失去功能,则发病年龄比较早,而错义突变和剪接位点序列变异可至成年期才发病。细胞毒颗粒外分泌途径相关基因杂合突变也可能导致蛋白功能的部分缺失而发展成 HLH,但由于他们单纯应用免疫抑制剂的效果较好,是否被列入原发性 HLH 还需要进一步的研究,如突变基因编码蛋白的功能学研究。原发性 HLH 的部分发病机制见图 3-1(见文末彩插)。

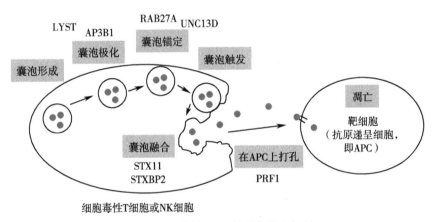

图 3-1　原发性 HLH 的部分发病机制

根据基因突变位点不同所引起相对应的蛋白质功能缺陷分为以下多种类型,各型之间可能存在各自不同的临床特点(表 3-1)。

表 3-1　各型原发性 HLH 的基因学及临床表现特点

类型	基因	蛋白质	占 FHL 比例(%)	蛋白功能	各自临床特点
家族性 HLH					
FHL-1	未知 (9q21.3-22)	未知	罕见	未知	未知
FHL-2	PRF1	穿孔素	20~37	在 APC 膜上打孔	易合并 CNS 受累

续表

类型	基因	蛋白质	占 FHL 比例（%）	蛋白功能	各自临床特点
FHL-3	UNC13D	Munc13-4	20~33	细胞毒囊泡锚定和（或）触发	常见 CNS 受累
FHL-4	STX11	Syntaxin11	<5	细胞毒囊泡与细胞膜融合	轻症或 HLH 复发，可伴结肠炎
FHL-5	STXBP2	Syntaxin 结合蛋白 2	5~20	细胞毒囊泡与细胞膜融合	结肠炎和低丙种球蛋白血症
免疫缺陷合并部分白化的 HLH					
Griscelli 综合征	RAB27A	Rab27A	~5	细胞毒囊泡锚定	部分白化
Chediak-Higashi 综合征	LYST	Lyst	~2	NK 和 CTL 细胞毒囊泡出胞	部分白化，出血倾向和反复感染
Hermansky-Pudlak 综合征 2 型	AP3B1	AP3 复合体亚基 β1	罕见	细胞毒囊泡运输	部分白化及出血倾向
EB 病毒感染驱动的 HLH					
XLP1	SH2D1A	SAP	~7	NK 和 T 细胞细胞毒信号转导	低丙种球蛋白血症和淋巴瘤
XLP2	BIRC4	XIAP	~2	NK 和 T 细胞生存，NF-κB 信号	轻症或 HLH 复发，可伴炎性肠病
ITK 缺陷	ITK	ITK	罕见	T 细胞 IL-2 信号	低丙种球蛋白血症，自身免疫和霍奇金淋巴瘤
CD27 缺陷	CD27	CD27	罕见	淋巴细胞信号转导	联合免疫缺陷和淋巴瘤
XMEN 综合征	MAGT1	MAGT1	罕见	TCR 刺激介导的镁离子转运	淋巴瘤，反复感染和 CD4 阳性 T 细胞减少

注：APC：抗原提呈细胞；CNS：中枢神经系统；TCR：T 细胞表面受体

四、临床表现

约有 70%~80% 的原发性 HLH 发生在 1 岁以内，尤其是 1~6 个月，可也见于青春期及成年人，无明显性别差异。该病具有异质性，临床表现多样并缺乏特异性,主要与高炎症因子血症和脏器受累相关。

1. 发热　几乎所有的原发性 HLH 患儿临床上均有发热,常 >38.5℃,热型波动,可持续数天至数十天,无特异性。

2. 肝、脾、淋巴结肿大　淋巴细胞或组织细胞浸润导致肝、脾、淋巴结肿大,脾大最常见(95%),其次为肝肿大(94%)。

3. 血细胞减少　表现为血细胞二系或三系减低,包括血红蛋白 <90g/L(新生儿 <100g/L),血小板 <100×10⁹/L,中性粒细胞 <1×10⁹/L。

4. 出血　HLH 患儿由于纤溶亢进引起纤维蛋白原下降和血小板减低,常伴有出血,通常常发生在皮肤和黏膜,引起瘀点、瘀斑,也可以发生鼻出血,可发生穿刺部位瘀斑、渗血或血肿,以及消化道出血、血尿,甚至中枢神经系统出血。

5. 皮疹　发生率 6%~65%,表现多样化,可为全身斑丘疹、红斑、水肿、麻疹样皮疹、脂膜炎等。

6. 中枢神经系统症状　许多 HLH 患儿可发生中枢神经系统症状(30%~76%),包括意识下降、抽搐、昏迷、易激惹、脑神经麻痹、精神运动阻滞、共济失调、肌张力下降、假性脑膜炎等。小婴儿常表现为烦躁易激惹、抽搐、前囟张力升高、颈项强直、肌张力减低或亢进等。疾病晚期常出现脑神经麻痹(常见于第 6 和第 7 对脑神经)、共济失调、四肢麻痹、偏瘫、失明、昏迷等,中枢神经系统受累是影响预后的一个重要因素之一。

需要注意的是,初诊时患儿往往没有以上所有表现,个别 FHL-2 型患儿血液系统症状不明显,主要表现为难以控制的脑白质病变就诊于神经科,通过基因检查最终明确诊断,因此密切观察随诊,定期复查相关指标,及时诊断尤为重要。否则,2015 年有报道显示未经及时诊断和及早治疗的原发性 HLH 预后严重不良,评估生存率不超过 10%。

五、辅助检查

1. 基因学检查　基因学检查是诊断原发性 HLH 的金标准,目前已发现的相关基因有:PRF1、UNC13D、STX11、STXBP1,分别与 FHL-2~5 型相关。如EBV 相关,同时查 ITK、CD27 和 MAGT1 基因,如为男性,同时检测 X- 连锁淋巴增殖性疾病(XLP)的 SH2D1A 和 BIRC4 基因。如患儿有白化表现,同时检测 RAB27A、LYST 基因和 AP3B1 基因。若发现上述基因有异常,应同时检测父母和同胞的基因。

2. 血常规 血细胞二系或三系减低是 HLH 最常见表现之一,尤其是血小板减少,可作为病情活动的指标。多数可同时合并贫血、白细胞或中性粒细胞减少。疾病活动期可伴 CRP 明显升高。

3. 骨髓常规和活检 疾病早期噬血现象常不易被发现,可有反应性骨髓细胞增生,随着疾病进展,可见红系、粒系、巨核系均减少,出现明显的噬血现象,可有组织细胞增生。骨髓活检用于鉴别肿瘤相关性 HLH。

4. 血生化检查 血清甘油三酯常 >3mmol/L(见于约 85% 的 HLH 患者),可发生 ALT、AST、LDH、GGT 和胆红素升高,白蛋白降低,低钠血症。

5. 铁蛋白(SF) 大约 90% 的患者都会出现铁蛋白升高,常 >500μg/L,如 >10 000μg/L 更具诊断意义。血清铁蛋白水平可作为判断疾病活动及严重程度的指标之一。

6. 凝血功能 纤维蛋白原 <1.5g/L(约 79% 的 HLH 患者),纤维蛋白降解产物增多,部分凝血活酶时间延长,如发生肝功损害,凝血酶原时间也可以延长。

7. NK 细胞活性 原发性 HLH 往往有 NK 细胞活性减低或缺失,但应根据不同实验室界定的 NK 细胞活性正常值判断。

8. 细胞因子浓度 可溶性 CD25(sCD25)即可溶性 IL-2 受体的 α 链,是诊断 HLH 的重要标准之一,大于 2400U/ml 有诊断意义,考虑到各实验室间的误差也可将 sCD25> 均数 +2SD 视为有诊断意义。sCD25 可以预测疾病恶化。其他细胞因子如 IFN-γ、IL-6、IL-10 等也明显升高。

9. 脑脊液(CSF)检查 如病情允许,HLH 患儿均应进行脑脊液检查,可发现细胞数或蛋白升高,细胞以淋巴细胞为主,可有单核细胞,但是噬血细胞少见。脑脊液改变是 HLH 预后不良的重要因素。

10. 细胞毒功能学检查 包括 NK 细胞功能、CD107a、穿孔素、颗粒酶,若 NK 细胞功能持续明显下降,流式细胞学检查 NK/CTL 细胞表面穿孔素或CD107a 水平下降,FHL-3 型患儿 NK/CTL 细胞或血小板 Munc13-4 水平下降均对 FHL 具有诊断价值。

11. XLP 相关蛋白检测 SAP 和 XIAP 蛋白水平的检测对 XLP 的诊断具有重要的指导意义。

12. 影像学检查 腹部 B 超可发现增大的脾脏、肝脏、淋巴结等。头颅MRI 检查能够在 CNS 临床症状出现之前发现脑白质改变或脑萎缩等,CNS 受累是重要的预后不良指标。部分 HLH 患儿肺 CT 检查可发现间质性改变。关节 B 超有助于结缔组织病相关 HLH 的鉴别诊断。高度怀疑肿瘤的患者可行 PET-CT 检查。

13. 病原学检查　可用于鉴别感染因素导致的 HLH，包括 EBV、CMV、HIV、HSV、HHV6、HHV8、腺病毒和微小病毒 B19 等抗体和 DNA 的检测以及支原体、结核、布氏杆菌、黑热病等相关检测。

14. 其他　CD 系列、Ig 系列、自身抗体、胸腹水离心细胞学检查、受累器官活检、骨髓 ALK 基因检测及骨髓流式细胞学检测等。伴有淋巴结明显肿大者行淋巴结活检。这些检查均具有重要的鉴别诊断意义。

六、诊断与鉴别诊断

（一）诊断

诊断根据组织细胞协会制定的 HLH-2004 标准（表 3-2）。FHL 若有家族史可临床诊断，确诊 FHL 需基因学检查发现 HLH 相关病理性突变，如有异常，在条件允许的情况下患儿的父母和同胞往往也需要进行基因学检查。

表 3-2　HLH 诊断标准

满足 A 或 B 中的任意诊断即可
A. 检测到任一基因的病理性突变： 　　PRF1、UNC13D、STX11、STXBP2、Rab27a、SH2D1A、BIRC4
B. 以下诊断标准的 8 条中满足 5 条或以上： 　1. 发热 　2. 脾大 　3. 血细胞二系或三系减低 　　　血红蛋白 <90g/L（不足 4 周的婴儿以 <100g/L 为标准） 　　　血小板 <100×10^9/L 　　　中性粒细胞 <1×10^9/L 　4. 高甘油三酯血症和（或）低纤维蛋白原血症 　　　甘油三酯 ≥265mg/dl 　　　纤维蛋白原 ≤1.5g/L 　5. 骨髓或脾或淋巴结中发现噬血现象 　6. NK 细胞活性减低或消失 　7. 铁蛋白 ≥500mg/L 　8. sCD25（可溶性 IL-2 受体）升高

HLH 诊断过程中的注意事项：早期诊断和早期治疗是 HLH 患儿治疗成败的关键，HLH 晚期如已经发生细胞因子风暴并造成多脏器功能衰竭，病变往往不可逆。对于发热、血细胞减低伴有肝脾肿大或肝酶异常的患者应考虑 HLH 的可能性，需密切观察患者病情变化并监测 HLH 相关指标，以便早期诊断 HLH。

（二）鉴别诊断

HLH 诊断并不困难，但是由于不同原因所致 HLH 治疗方法不同，故而鉴别 HLH 的原因非常重要。原发性 HLH 多由一些继发因素诱发，并且随着分子生物学发展和越来越多的 HLH 相关基因的发现，原发性和继发性 HLH 的界限逐渐变得模糊起来。等待基因结果往往较慢，目前大多数基因检测均以检测外显子为主，内含子突变或未知基因突变目前无法检测，NK/T 细胞细胞毒功能检测异常或临床治疗病情反复通常提示原发 HLH 可能性。临床上应通过密切观察患儿的临床表现并结合辅助检查结果寻找是否存在感染因素、风湿免疫性疾病或肿瘤等继发因素，但需要注意的是一些继发因素可能是原发性 HLH 的诱发或促发因素。

七、治　疗

（一）治疗原则

HLH 病情凶险，进展迅速，尤其对 1 岁以下的儿童，如不及早治疗，常常由于出血、感染、多器官功能衰竭和神经系统并发症而导致死亡，生存期很难超过 2 个月。如疑诊 HLH 应尽快在最短时间内完成所有 HLH 确诊指标的检查，确诊 HLH 应尽快完成鉴别诊断相关检查，包括骨髓活检及其他受累部位活检，不必等待检查结果，尽快开始治疗。如高度怀疑 HLH 尚未完全达到诊断标准，需密切监测 HLH 相关指标，做好鉴别诊断相关检查，以便及时诊断和治疗。

HLH 的治疗主要包括两部分内容：抑制过度的炎症反应和去除任何 HLH 激发因素，同时，FHL 还需要纠正潜在的基因突变。目前，造血干细胞移植（HSCT）仍是治愈原发性 HLH 的唯一有效手段，对诊断明确的原发性 HLH 患儿应首选移植，它能够有效预防 HLH 的复发。然而，移植前患儿的疾病状态与预后明确相关,HSCT 移植供者来源是制约 HLH 患儿预后的一项重要因素,一些患儿在等待 HSCT 移植供者期间疾病复发死亡,故移植前仍需要化疗来控制病情。目前国际上常用的 HLH 治疗方案是 HLH-1994 和 HLH-2004 方案,由于 HLH 是一类综合征,可由多种原因引起,其治疗应提倡个体化,并非所有患者均严格按照方案完成全部疗程,对一些病情较轻的 HLH 患者(包括原发性 HLH)单用激素便可控制病情。在治疗过程中应密切观察病情变化,随时评估化疗结果,根据临床表现和评估结果调整治疗方案。治疗流程图见图 3-2。

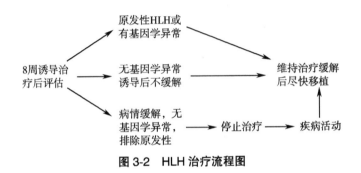

图 3-2　HLH 治疗流程图

(二) 一线治疗方案

HLH-1994/2004 方案,二者的区别仅在于环孢素 A(CSA)加用的时间,HLH-1994 方案是在第 15 天,而 HLH-2004 方案在化疗第 1 天。国际组织细胞协会在 2016 年都柏林的年会上发表的研究数据表明 HLH-2004 方案的疗效并不优于 HLH-1994 方案,故目前仍延用 HLH-1994 方案。

1. 诱导治疗(8 周)

地塞米松(Dex):静滴,$10mg/(m^2 \cdot d) \times 2$ 周,$5mg/(m^2 \cdot d) \times 2$ 周,$2.5mg/(m^2 \cdot d) \times 2$ 周,$1.25mg/(m^2 \cdot d) \times 1$ 周,继于 1 周内减停,疗程共 8 周。

VP-16:静脉注射,每次 $150mg/m^2$,2 次 / 周 $\times 2$ 周,1 次 / 周 $\times 6$ 周。

CSA:口服,$5mg/(kg \cdot d)$,分 2 次,每 12 小时 1 次,自化疗第 15 天起。血药浓度(谷浓度)不超过 $200\mu g/L$。

鞘注:化疗前(患儿出凝血功能允许的情况下)和化疗 2 周时常规腰穿,如 2 周后中枢神经系统症状加重或 CSF 异常无改善(包括细胞数和蛋白),开始鞘注治疗,每周 1 次,共 4 周,剂量如表 3-3。

表 3-3 鞘内注射药物及剂量

年龄（岁）	MTX（mg）	Dex（mg）
<1	6	2
1~2	8	2
2~3	10	4
>3	12	4

注：MTX，甲氨蝶呤；Dex，地塞米松

2. 维持治疗（9~40 周） 第 9 周评估 CR 者不需要继续维持治疗，维持治疗的目的是为了等待造血干细胞移植。

Dex：静脉或口服，$10mg/(m^2 \cdot d) \times 3$ 天，每 2 周 1 次，第 10 周起。

VP-16：静脉，每次 $150mg/m^2$，每 2 周 1 次，第 9 周起。

CSA：继续口服至 40 周，血药浓度（谷浓度）不超过 $200\mu g/L$。

3. 方案解读 原发性 HLH 是良性病，发病基础是基因突变引起的免疫缺陷，疾病的发作往往有一些诱发因素，如 EBV 感染等，化疗的作用是抑制噬血急性发作时的高炎症因子风暴，化疗不可能扭转突变的基因异常，因此，明确的原发性 HLH 一旦噬血急性发作得到控制应尽快进行造血干细胞移植，从根本上纠正免疫缺陷。

有些 HLH（除外肿瘤相关和结缔组织病相关）基因检测未发现明确 HLH 相关病理性基因突变，化疗诱导 8 周评估，若病情完全缓解应停止化疗密切观察病情变化，若出现 HLH 复发，即便基因检测阴性也不能除外原发性 HLH，应积极准备造血干细胞移植。

HLH 的治疗目前提倡个体化分层治疗，确认 HLH 并非一定要严格按照 HLH 化疗方案治疗，临床表现和相关检查指标不重的患者可以考虑仅治疗原发病或单纯加用激素治疗，并密切监测病情变化，一旦病情进展则尽早开始化疗。化疗药物的剂量和频率也要根据患者的病情和治疗反应随时调整，以控制 HLH 发作又不引起严重的化疗相关并发症为目标，化疗过程中应密切监测患者的临床表现以及 HLH 相关指标（包括 EBV-DNA）。

部分 HLH 患儿化疗前已经出现严重的全血细胞减低，尤其是粒细胞缺乏，有些临床医生可能认为粒细胞缺乏不适合化疗。HLH 血细胞减低的主要原因之一是细胞因子对骨髓的抑制作用，如果不用化疗控制 HLH 引起的细胞因子风暴，患儿的血细胞减低可能进行性加重，多数患者化疗后血象可逐渐恢复。

（三）补救／二线治疗方案

对于一些应用一线治疗无效或病情反复的难治或复发的原发性 HLH 患儿,应用二线方案可能使患儿达到完全缓解或部分缓解。近年来北京友谊医院王昭团队提出了脂质体多柔比星、VP-16 和甲泼尼龙(合称 DEP)联合治疗方案,应用于难治复发性 HLH 患者取得了较好的临床效果。

1. DEP 具体方案

脂质体阿霉素：$25mg/m^2$,d1

VP-16：$100mg/m^2$,每周一次,共 3 次

甲泼尼龙：静滴,15mg/kg,d1~3;2mg/kg,d4~6;1mg/kg,d7~10;0.5mg/kg,d11~14;1 周逐渐减停,d15~21。

注:连续 2 疗程 DEP 方案后,若患者未能接受有关原发病的针对性治疗,则 VP-16 和激素用法和用量根据 HLH-94 方案维持。

2. 以下情况出现慎用

（1）根据纽约心脏协会(NYHA)评分认定 Ⅱ 级以上心脏病患者(含 Ⅱ 级)。

（2）曾经使用过多柔比星总累积剂量 $\geqslant 300mg/m^2$ 或表柔比星总累积剂量 $\geqslant 450mg/m^2$,或既往应用蒽环类药物引起心脏病变的受试者。

（3）对脂质体阿霉素、VP-16 成分过敏或者较严重的过敏体质者。

（四）造血干细胞移植

原发性 HLH 患儿需在病情控制后尽早进行造血干细胞移植。

适应证:① FHL 及其他有明确 HLH 相关基因异常的患儿;② HLH 中枢神经系统受累的患儿;③严重且持续不缓解的 HLH;④完全缓解后疾病再激活。

供者首选 HLA 全相合同胞(注意筛除存在基因异常的同胞),其次选全相合无关供者;再次选半相合供者(包括父母或同胞)或脐血。

近来国外报道利用阿伦单抗、氟达拉滨和美法仑的减低毒性和化疗强度的预处理方案(less toxic,reduced-intensity conditioning regimens)能够有效提高 HLH 患儿生存率。

（五）其他治疗

1. 相关并发症的治疗　注意加强对症支持治疗,及时处理感染、出血、脏

器功能衰竭能够降低 HLH 患者死亡率。预防感染,必要时输注丙种球蛋白支持和抗感染治疗。出现出血倾向时可应用止血药物,积极补充凝血因子、血小板、新鲜冰冻血浆,HLH 时纤溶亢进,可加用抗纤溶药止血芳酸。贫血时输注红细胞悬液。同时加强脏器功能保护,纠正电解质紊乱,尤其是低钠血症。治疗过程中密切监测血常规、生化、凝血等,如有问题及时处理。

2. 治疗性血浆置换(therapeutic plasma exchange,TPE)　对利用传统 HLH-1994 或 HLH-2004 化疗方案反应不佳的患儿或者经化疗缓解后再次出现高炎症因子血症的患儿可以尝试采用 TPE,它起效较快,可配合随后进行的化疗或 HSCT。同时应注意 TPE 相关的严重并发症,包括导管相关血栓、出血、溶血、感染、气胸、低血压、心律不齐等。

3. 干扰素拮抗剂　干扰素拮抗剂国内尚未上市,目前正在美国进行临床试验,取得了较好的治疗效果。

(六) 疾病状态的定义

1. 临床反应(clinical response)　满足以下 5 个条件,用于诱导治疗期(化疗 2 周和 4 周),判断是否按该方案继续进行化疗:①无发热;②脾脏缩小;③血小板 $>100 \times 10^9/L$;④纤维蛋白原正常;⑤铁蛋白下降 $>25\%$。

2. 疾病无活动或完全缓解(non-active disease or resolution)　用于判断 8 周诱导治疗后是否需要维持治疗。①无发热;②无脾肿大(部分患者可单独存在中度脾肿大);③没有血细胞减低(血红蛋白 $>90g/L$,血小板 $>100 \times 10^9/L$,中性粒细胞 $>1 \times 10^9/L$);④甘油三酯正常;⑤铁蛋白正常;⑥脑脊液正常(对于病初脑脊液不正常的患儿);⑦可溶性 CD25 正常。

3. 疾病活动(active disease)　治疗后未达到上述疾病无活动条件的患者。

4. 疾病再激活(reactivation of disease)　患者已达到完全缓解,又出现以下 8 条中的 3 条及以上的:①发热;②脾肿大;③血小板 $<100 \times 10^9/L$;④甘油三酯 $>3mmol/L$;⑤纤维蛋白原 $<1.5g/L$;⑥骨髓发现噬血现象;⑦铁蛋白 $>500\mu g/L$;⑧可溶性 CD25 $>2400U/L$。

注:如果出现新的 CNS 症状(除外其他疾病)便可诊断再激活。

八、预　后

原发性 HLH 总体预后较差,有报道显示对于未经及时诊断和及早治疗的原发性 HLH，评估生存率不超过 10%。然而，原发性 HLH 经 HSCT 移植后生存率明显提高，部分中心报道经及时诊断和治疗后原发性 HLH 患儿 3 年生存率可高达 90%。年龄 <6 个月、病程 >1 个月、中枢神经系统受累、白蛋白 <25g/L、乳酸脱氢酶 >2000U/L、NK 细胞比例 <3% 均为导致患者预后不良的因素。

（赵云泽　张　蕊　王天有）

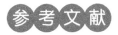

1. Risma K, Jordan MB. Hemophagocytic lymphohistiocytosis: updates and evolving concepts. Curr Opin Pediatr, 2012, 24: 9-15.

2. Erker C, Harker-Murray P, Talano JA. Usual and Unusual Manifestations of Familial Hemophagocytic Lymphohistiocytosis and Langerhans Cell Histiocytosis. Pediatr Clin North Am, 2017, 64: 91-109.

3. Xu XJ, Wang HS, Ju XL, et al. Clinical presentation and outcome of pediatric patients with hemophagocytic lymphohistiocytosis in China: A retrospective multicenter study, Pediatr Blood Cancer, 2016, 64: e26264

4. Tang YM, Xu XJ. Advances in hemophagocytic lymphohistiocytosis: pathogenesis, early diagnosis/differential diagnosis, and treatment. Sci World J, 2011, 1: 697-708.

5. Bode SF, Ammann S, Al-Herz W, et al. The syndrome of hemophagocytic lymphohistiocytosis in primary immunodeficiencies: implications for differential diagnosis and pathogenesis. Haematologica, 2015, 100: 978-988.

6. Sepulveda FE, Debeurme F, Menasche G, et al. Distinct severity of HLH in both human and murine mutants with complete loss of cytotoxic effector PRF1, RAB27A, and STX11. Blood, 2013, 121: 595-603.

7. Parvaneh N, Filipovich AH, Borkhardt A. Primary immunodeficiencies predisposed to Epstein-Barr virus-driven haematological diseases. Brit J Haematol, 2013, 162: 573-586.

8. Voskoboinik I, Dunstone MA, Baran K, et al. Perforin: structure, function, and role in human immunopathology. Immunol Rev, 2010, 235: 35-54.

9. Chia J, Yeo KP, Whisstock JC, et al. Temperature sensitivity of human perforin mutants unmasks subtotal loss of cytotoxicity, delayed FHL, and a predisposition to cancer. Proc Nat Acad Sci, 2009, 106: 9809-9814.

10. Sieni E, Cetica V, Santoro A, et al. Genotype-phenotype study of familial haemophagocytic

lymphohistiocytosis type 3. J Med Genet, 2011, 48:343-352.

11. Yoon HS, Kim HJ, Yoo KH, et al. UNC13D is the predominant causative gene with recurrent splicing mutations in Korean patients with familial hemophagocytic lymphohistiocytosis. Haematologica, 2010, 95:622-626.

12. de Saint Basile G, Menasche G, Fischer A. Molecular mechanisms of biogenesis and exocytosis of cytotoxic granules. Nat Rev Immunol, 2010, 10:568-579.

13. Bryceson YT, Rudd E, Zheng C, et al. Defective cytotoxic lymphocyte degranulation in syntaxin-11 deficient familial hemophagocytic lymphohistiocytosis 4 (FHL4) patients. Blood, 2007, 110:1906-1915.

14. Marsh RA, Satake N, Biroschak, J et al. STX11 mutations and clinical phenotypes of familial hemophagocytic lymphohistiocytosis in North America. Pediatr Blood Cancer, 2010, 55:134-140.

15. zur Stadt U, Rohr J, Seifert W, et al. Familial hemophagocytic lymphohistiocytosis type 5 (FHL-5) is caused by mutations in Munc18-2 and impaired binding to syntaxin 11. Am J Human Genet, 2009, 85:482-492.

16. Cetica V, Santoro A, Gilmour KC, et al. STXBP2 mutations in children with familial haemophagocytic lymphohistiocytosis type 5. J Med Genet, 2010, 47:595-600.

17. Rihani R, Barbar M, Faqih N, et al. Unrelated cord blood transplantation can restore hematologic and immunologic functions in patients with Chediak-Higashi syndrome. Pediatr Transplant, 2012, 16:E99-E105.

18. Rigaud S, Fondaneche MC, Lambert N, et al. XIAP deficiency in humans causes an X-linked lymphoproliferative syndrome. Nature, 2006, 444:110-114.

19. Henter JI, Horne A, Arico M, et al. HLH-2004:Diagnostic and therapeutic guidelines for hemophagocytic lymphohistiocytosis. Pediatr Blood Cancer, 2007, 48:124-131.

20. Zhang K, Jordan MB, Marsh RA, et al. Hypomorphic mutations in PRF1, MUNC13-4, and STXBP2 are associated with adult-onset familial HLH. Blood, 2011, 118:5794-5798.

21. Zhang M, Bracaglia C, Prencipe G, et al. A Heterozygous RAB27A Mutation Associated with Delayed Cytolytic Granule Polarization and Hemophagocytic Lymphohistiocytosis. J Immunol, 2016, 196:2492-2503.

22. Allen CE, McClain KL. Pathophysiology and epidemiology of hemophagocytic lymphohistiocytosis. Hematology American Society of Hematology Education Program, 2015, 2015:177-182.

23. Florian AE, Lepensky CK, Kwon O, et al. Flow cytometry enables a high-throughput

homogeneous fluorescent antibody-binding assay for cytotoxic T cell lytic granule exocytosis. J Biomol Screen, 2013, 18:420-429.

24. Jordan MB, Allen CE, Weitzman S, et al. How I treat hemophagocytic lymphohistiocytosis. Blood, 2011, 118:4041-4052.

25. Wang Y, Huang W, Hu L, et al. Multicenter study of combination DEP regimen as a salvage therapy for adult refractory hemophagocytic lymphohistiocytosis. Blood, 2015, 126:2186-2192.

26. Wang Y, Wang Z. Treatment of hemophagocytic lymphohistiocytosis. Curr Opin Hematol, 2017, 24:54-58.

27. Hartz B, Marsh R, Rao K et al. The minimum required level of donor chimerism in hereditary hemophagocytic lymphohistiocytosis. Blood, 2016, 127:3281-3290.

28. Marsh RA, Vaughn G, Kim MO, et al. Reduced-intensity conditioning significantly improves survival of patients with hemophagocytic lymphohistiocytosis undergoing allogeneic hematopoietic cell transplantation. Blood, 2010, 116:5824-5831.

29. 卢根, 申昆玲, 谢正德, 等. 儿童噬血细胞增生症穿孔素基因突变筛查及临床研究. 中国实用儿科杂志, 2010, 25(1):15-21.

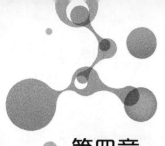

第四章
巨噬细胞活化综合征

一、简　介

巨噬细胞活化综合征(macrophage activation syndrome,MAS)是并发于风湿免疫性疾病的一种过度炎症反应综合征,T淋巴细胞和吞噬血细胞的巨噬细胞过度增殖活化,具有严重的潜在致命性。

最早对MAS的认识为1976年Boone在美国第一届风湿病大会上首次描述了幼年特发性关节炎(全身型)(systemic juvenile idiopathic arthritis,sJIA)患者死于急性肝功能衰竭。之后,Still在1987年提出了Still病,临床表现为肝脾大、淋巴结肿大、贫血,可伴有急性肝损害、凝血异常等。直至1993年,Stephan等最早将具有以上特征和诱发因素的疾病命名为MAS,并发现了骨髓中单核/巨噬细胞活化的证据,临床表现与HLH相似,此后MAS命名被广泛接受。

MAS常并发于sJIA,也可见于系统性红斑狼疮、川崎病及地中海热等患儿,其他如皮肌炎、强直性脊柱炎、结节性多动脉炎以及成人Still病较少并发MAS。该病主要的临床特点为:高热,伴有不同程度的肝、脾和淋巴结肿大,可有肝、肾和中枢神经系统受累,全血细胞减低,转氨酶升高、铁蛋白升高、高甘油三酯血症、低纤维蛋白原血症等,如不及时治疗,可因多系统器官功能衰竭导致死亡。约7%~17%的儿童sJIA合并明确的MAS,而近1/3的患儿合并轻型或亚临床型MAS。sJIA合并MAS的主要临床特点为:在持续发热的基础上,可伴皮疹,少数患者有关节肿痛,病初可有白细胞升高,以中性为主,C反应蛋白(CRP)升高、红细胞沉降率(ESR)增快,铁蛋白升高,如病情得不到及时控制或由一些诱因诱发,如EBV感染,患儿很快出现难以控制的炎症因子风暴。由于MAS和HLH在临床表现和病理生理上非常相似,也被列为继发性HLH的一种类型。

二、发病机制

具体病因尚未完全清楚,目前多被认为与过度的炎症反应引发的异常免疫调节密切相关。它可以发生于已被确诊的风湿性疾病患儿,也可以作为风湿性疾病的首发表现,亦可能被感染所诱发,包括 EBV、巨细胞病毒、疱疹病毒和细菌等感染。此外,药物也是 MAS 的诱发因素之一,尤其是一些生物制剂和免疫抑制剂。

MAS 的发病机制亦不完全清楚,其发生是多种因素作用的结果。细胞因子风暴在 MAS 的发生中起重要作用,MAS 患者 IL-1、IL-6、IL-18、TNF-α 和 IFN-γ 均明显升高。sJIA 患者 IL-6 表达明显升高;sJIA 合并 MAS 时 IL-18 明显升高;SLE 合并 MAS,TNF-α 表达明显升高。sJIA 中异常的各种细胞因子对于 MAS 的发生起重要作用。类似于原发性 HLH,早在 2003 年就有学者报道 sJIA 合并 MAS 的患者 NK 细胞的细胞毒功能缺陷,部分患者同时伴有 NK 或 T 细胞的穿孔素水平表达下。这一结果在高表达 IL-6 的转基因小鼠也被发现,将人类外周血单个核细胞加入 IL-6 孵育也提示高表达的 IL-6 可以通过抑制穿孔素和颗粒酶的表达从而降低 NK 细胞的细胞毒活性。IL-18 明显升高也是 sJIA 患者合并 MAS 的一个易感因素。

MAS 患者亦可能存在一定的遗传学背景,大约 36% 的 MAS 患者可以检测到原发 HLH 相关基因的杂合突变,近 10% 的 MAS 患者可以检测到不止 1 个基因的杂合突变,而且 MAS 复发患者的基因突变率较其他患者高。

感染是 MAS 发生的一个重要诱发因素。MAS 通常发生在一个高炎症因子的背景下,比如 sJIA 起病时或疾病活动期,在 sJIA 的基础上合并感染可诱发 MAS 的发生。在转基因小鼠模型中造成高 IL-6 表达的炎症因子背景,急性感染成功地诱发了 MAS 的发生。2014 年的一项研究表明,1/3 的 sJIA 患者 MAS 的发生是由感染诱发的。

以上各种因素最终导致 T 淋巴细胞和巨噬细胞的活化和增殖,过程大致与 HLH 类似。正常情况下,被抗原感染的靶细胞刺激 NK 和 CTL 细胞产生穿孔素和颗粒酶从而发挥细胞毒效应来杀伤靶细胞。然而,在疾病状态下,NK 细胞和 CTL 细胞的上述功能受损,抗原的持续刺激导致淋巴细胞过度活化产生大量 IFN-γ,继而使巨噬细胞过度增殖和活化,分泌大量 IL-6、IL-1、IL-10、IL-12、TNF-α 等炎症因子,从而引起组织器官损伤(图 4-1,见文末彩插)。IFN-γ

在 MAS 的病理生理过程中起非常关键的作用,sJIA 合并 MAS 的患者较单纯 sJIA 患者 IFN-γ 和其下游 CXCL9 的水平明显升高,且其升高的程度与 MAS 临床表现和实验室检查异常的程度相关。

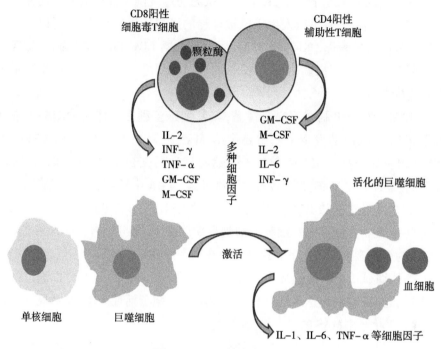

图 4-1　MAS 的发病机制

三、临床表现及辅助检查

(一)临床表现

MAS 可影响全身多个系统,包括血液、中枢神经系统、消化道、肾脏和呼吸系统等(表 4-1)。临床表现进展迅速,首发症状常为抗生素无效的持续发热,可为 sJIA 的弛张热,也可为稽留热,同时常伴有意识障碍、淋巴结肿大和肝脾肿大,严重时出现出血和弥漫性血管内凝血(DIC),可出现皮肤点状或大片状瘀斑、咯血、呕血、便血等表现。累及中枢神经系统可出现抽搐、意识改变或昏迷。肾脏受累可导致肾功能异常,严重时可能发生急性肾衰竭,是预后不良因素之一。累及呼吸系统可出现急性呼吸窘迫综合征(ARDS),偶可累及心脏。具体的临床表现和相应的实验室检查见表 4-1。

表 4-1　MAS 的临床表现和相应的实验室检查

受累器官	临床表现	实验室检查
全身表现	发热	血沉降低 C 反应蛋白升高 可溶性 IL-2 受体升高
血液系统	凝血异常:瘀点、紫癜、瘀斑、鼻出血 肝脾淋巴结肿大	高铁蛋白血症 白细胞减低 贫血 血小板减低 低纤维蛋白原血症 噬血现象
中枢神经系统	意识改变 抽搐 脑病 昏迷	脑脊液改变 头颅 MRI 改变
消化系统	呕血 便血 黄疸	转氨酶升高 胆红素中度升高 低白蛋白血症 高甘油三酯血症 血氨正常或轻度升高
肾脏	血尿、蛋白尿、少尿、无尿	肾功异常
呼吸系统	急性呼吸窘迫 肺部浸润	肺 CT 血气分析
心脏	心律失常、心包炎、心肌炎	心电图 心脏彩超

(二)辅助检查

1. 血常规　病初可有白细胞升高,以中性为主,血小板升高;一旦合并 HLH,血细胞可出现二系或三系减低,其中血小板减低可为最先表现,伴贫血、白细胞或淋巴细胞减低。

2. 炎症指标　包括 CRP 仍处于较高水平而 ESR 突然降低(可能由于纤维蛋白原水平下降所致)。

3. 肝功　ALT、AST、GGT 升高,血清胆红素水平升高。

4. 血生化　甘油三酯、乳酸脱氢酶和其他肌酶水平升高,血清钠离子和白蛋白浓度降低。

5. 铁蛋白　铁蛋白常明显升高,可高达 10 000ng/ml 以上,是本病的特点之一,该指标可以用来监测病情变化。

6. 凝血功能　纤维蛋白原降低,可有 PT、APTT 延长,纤维蛋白降解产物增多,D-D 二聚体升高。

7. 骨穿或淋巴结活检　骨髓或淋巴结中可见到巨噬细胞吞噬血细胞现象,如发现吞噬细胞对诊断具有重要意义,但并不是该病必需的指标,未发现噬血现象亦不能除外 MAS。研究发现利用抗 CD163 抗体能够比常规染色更能有效发现 MAS 患儿骨髓中的高度活化的组织细胞。

8. 细胞因子　血清中许多细胞因子浓度升高,如 IFN-γ、IL-10、IL-6、IL-1、TNF-α 等,多以 IL-6 升高为主。血清中 sCD25(可溶性 IL-2 受体)和可溶性 CD163 水平能有效提示 T 细胞和巨噬细胞活化,对 MAS 的诊断具有一定的提示作用。

9. 脑脊液检查　蛋白或细胞数增多,增多的细胞以淋巴细胞为主。

10. 影像学　腹部 B 超、心脏彩超可能发现腹水、心包积液等表现,肺部影像学检查可能发现肺水肿、ARDS 等表现,头颅 MRI 可能发现脑白质变性、脑萎缩等表现。

四、诊断及鉴别诊断

MAS 的表现可被原发的风湿性疾病所掩盖使其难以早期发现,要注意将临床表现同实验室检查结合分析。例如,新发 SLE 和 SLE 引发的 MAS 均有发热、血细胞减低和肝功异常,高铁蛋白血症是关键的鉴别指标;在不伴关节炎和浆膜炎的 sJIA 患儿中,血沉突然下降对 MAS 具有高度提示作用。MAS 的临床表现有时类似于脓毒血症或原发疾病复发,就要结合临床表现和实验室检查仔细鉴别。为提高诊断敏感性,对于一个已经明确为风湿免疫性疾病的患者,病程中出现血小板和血沉下降(由于纤维蛋白原下降所致)、CRP 持续升高以及 D-D 二聚体升高,应警惕 MAS 的发生。

早在 2011 年 MAS 工作组已经提出如具有以下特点应警惕 MAS:

1. 血小板计数减低。

2. 高铁蛋白血症。

3. 骨髓中找到巨噬细胞吞噬血细胞证据。

4. 肝酶升高。

5. 白细胞减低。

6. 持续高热,体温≥38℃。

7. 血沉降低。

8. 低纤维蛋白原血症。

9. 高甘油三酯血症。

HLH 有明确的诊断标准,但是对于 MAS 来讲目前并无公认的诊断标准,因此,对于具有以上特点的风湿性疾病患儿必须高度警惕是否具有 MAS 的高危因素。尽管 MAS 被认为是一种类型的继发性 HLH,但是 HLH 的诊断标准对于 MAS 来讲特异性虽高但敏感性低,大约 33% 的 sJIA 合并 MAS 患者不符合 HLH-2004 诊断标准,易导致患儿诊断不及时而严重影响预后。

2005 年国际组织细胞协会儿童风湿性疾病组由 Ravelli 等人第一次提出 sJIA 合并 MAS 的参考诊断指标如下:

临床标准:

1. CNS 受累(易激惹、抽搐、头疼、嗜睡、定向力障碍、昏迷)。

2. 出血(出血倾向、紫癜、瘀斑、DIC 等)。

3. 肝脾肿大(肋下 3cm 以上)。

实验室标准:

1. 血小板≤262×10⁹/L。

2. AST>59U/L。

3. 白细胞≤4×10⁹/L。

4. 纤维蛋白原≤2.5g/L。

组织学标准:

骨髓中发现巨噬细胞吞噬血细胞现象。

诊断原则:

诊断 MAS 需要任何 2 个或以上实验室标准,或 2 个以上临床和(或)实验室标准,噬血现象并非诊断必须。该标准仅适用于活动性 sJIA 合并 MAS,实验室检查作为参考指标,同时排除具有相似实验室指标的其他疾病。

HLH-2004 方案和 2005 年 MAS 方案对于 sJIA 合并 MAS 的诊断都有局限性,故 2016 年国际儿童风湿性协会和国际组织细胞协会 Ravelli 等人提出了一项新的 MAS 参考诊断标准:

对于疑诊或确诊的 sJIA 的发热患者,如果铁蛋白 >684ng/ml,以下 4 条实验室检查中满足 2 条即可诊断:血小板≤181×10⁹/L,AST>48U/L,甘油三酯 >

156mg/dl,纤维蛋白原≤360mg/dl。该诊断标准的目的在于对 MAS 的早期发现从而提高生存率,并不是所有满足条件的患者均为 MAS,需要排除具有以上表现的其他疾病。

上述诊断标准不足之处在于,对于已确诊 sJIA 的患儿合并 MAS 早期诊断并不十分困难,但部分 sJIA 可以 MAS 起病,这部分大约占 sJIA 合并 MAS 患儿的 40%~67%。病情进展迅速,若不及时诊断可危及患儿的生命,而且 MAS 若能及时诊断和治疗预后较好。HLH 患儿若出现以下情况应高度怀疑 MAS:发热伴有皮疹和(或)关节痛,发热初期白细胞明显升高,分类以中性粒细胞为主,血小板升高,CRP 明显升高,血沉增快,纤维蛋白原升高,随着病程的进展,白细胞和血小板进行性下降,血沉趋于正常。Lehmberg 等 2013 年也提出 HLH 诊断时中性粒细胞绝对值 >1.8 × 10^9/L、CRP>90mg/L 以及可溶性 CD25<7900U/ml 应考虑 MAS 诊断。

五、治 疗

MAS 是一种具有潜在致命性的疾病,治疗的关键在于早期诊断,需要对各项临床表现和实验室检查保持高度警惕,一旦发生 MAS,及早治疗,必要时转入重症监护病房(ICU)进行生命支持。目前常用治疗方法如下:

(一)糖皮质激素

目前最常用的一线治疗为静脉注射大剂量甲泼尼龙(30mg/kg,最大量为 1g,连续 3~5 天),继之以口服泼尼松 2~3mg/(kg·d),大约半数患儿的疾病能够得到有效控制。

(二)环孢素 A(CSA)

如果激素不能快速起效或发生耐药,应用免疫抑制剂 CSA[2~7mg/(kg·d))] 静脉注射对一些病例有效,常被用于二线治疗,疾病控制后改为口服,同时检测血药浓度。

(三)HLH-94/04 方案

如果上述治疗仍未能有效控制 MAS 病情,可以考虑应用 HLH-94/04 化疗方案。但是该方案是肿瘤相关或血液病相关 HLH 的一线方案,对于风湿性疾病继发的 HLH(MAS)来讲可能过于积极,尤其是 MAS 本身对肝肾功能既已造成损伤,而方案中的依托泊苷(VP-16)具有明显的肝肾毒性,可能导致肝肾功能衰竭。此外,化疗副作用还包括骨髓抑制和应用免疫抑制剂后引发的难以控制的脓毒血症。目前已有应用本方案治疗 MAS 时发生严重骨髓抑制继发严重感染导致患者死亡的报导。因此 VP-16 可酌情减量并延长使用间隔以减轻骨髓抑制作用。2009 年 Coca 等学者报道对于有严重肝肾损害的 MAS 患者,可考虑应用抗胸腺球蛋白(ATG)替代 VP-16 治疗,但临床应用时应注意 ATG 的过敏反应和血清病。

(四)生物制剂

近年来,生物制剂也被应用于激素或 CSA 难治性 MAS。肿瘤坏死因子(TNF)拮抗剂(依那西普)对一些病例有效,然而,也有一些在使用 TNF-α 拮抗剂治疗 sJIA 的过程中合并 MAS 或 MAS 病情加重的报道。由于 sJIA 患儿血清中的主要细胞因子有 IL-1 和 IL-6,因此 sJIA 患儿近来应用重组的 IL-1 受体拮抗剂(阿那白滞素)或 IL-6 受体抗体(托珠单抗)治疗者越来越多,临床上也获得了良好的效果。但应注意的是,这些生物制剂的应用过程中 sJIA 患儿亦可能发生 MAS(1.5%)。同时,还需注意应用生物制剂可能引发的感染,可定期检测感染相关指标。针对其他细胞因子(如 IFN-γ)的拮抗剂的相关研究正在进行中,部分已进入临床试验,有望提高疗效。

(五)其他治疗

免疫抑制治疗的同时,可以考虑静脉输注免疫球蛋白(2g/kg,单次剂量),尤其用于临床上与脓毒血症鉴别困难时。抗 CD20 单克隆抗体(美罗华)可以用于 EBV 诱发的 MAS。

在 MAS 得到有效控制以后按照原发病(sJIA、SLE 等)的治疗方案进行后续治疗。

六、预 后

MAS 目前被认为是自身免疫性疾病所导致的继发性 HLH,为临床急危重症,早期报道死亡率达 20%~60%。近年来,早期诊断且及时治疗能够有效地改善预后,死亡率在 8%~22% 之间,部分 MAS 患儿恢复后如遇到感染等诱发因素可能发生 MAS 的复发,有报道复发率在 10%~20%,极少数患儿可能复发两次以上,临床不多见。

影响 MAS 预后的因素包括:严重的脏器功能损害、合并 CNS 受累、严重的中性粒细胞明显减低、凝血功能紊乱等。

(赵云泽　张　蕊　王天有)

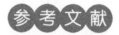

1. Minoia F, Davi S, Horne A, et al. Dissecting the heterogeneity of macrophage activation syndrome complicating systemic juvenile idiopathic arthritis. J Rheumatol, 2015, 42(6):994-1001.

2. Schulert GS, Grom AA. Pathogenesis of macrophage activation syndrome and potential for cytokine-directed therapies. Annu Rev Med, 2015, 66:145-159.

3. Weaver LK, Behrens EM. Hyperinflammation, rather than hemophagocytosis, is the common link between macrophage activation syndrome and hemophagocytic lymphohistiocytosis. Curr Opin Rheumatol, 2014, 26(5):562-569.

4. Moradinejad MH, Ziaee V. The incidence of macrophage activation syndrome in children with rheumatic disorders. Minerva Pediatr, 2011, 63(6):459-466.

5. Behrens EM, Beukelman T, Paessler M, et al. Occult macrophage activation syndrome in patients with systemic juvenile idiopathic arthritis. J Rheumatol, 2007, 34(5):1133-1138.

6. Lin CI, Yu HH, Lee JH, et al. Clinical analysis of macrophage activation syndrome in pediatric patients with autoimmune diseases. Clin Rheumatol, 2012, 31(8):1223-1230.

7. Shimizu M, Yokoyama T, Yamada K, et al. Distinct cytokine profiles of systemic-onset juvenile idiopathic arthritis-associated macrophage activation syndrome with particular emphasis on the role of interleukin-18 in its pathogenesis. Rheumatology(Oxford), 2010, 49(9):1645-1653.

8. Bracaglia C, Prencipe G, De Benedetti F. Macrophage Activation Syndrome: different mechanisms leading to a one clinical syndrome. Pediatr Rheumatol Online J, 2017, 15(1):5.

9. Canna SW, de Jesus AA, Gouni S, et al. An activating NLRC4 inflammasome mutation causes autoinflammation with recurrent macrophage activation syndrome. Nat Genet, 2014, 46(10):1140-1146.

10. Kaufman KM, Linghu B, Szustakowski JD, et al. Whole-exome sequencing reveals overlap between macrophage activation syndrome in systemic juvenile idiopathic arthritis and familial

hemophagocytic lymphohistiocytosis. Arthritis Rheumatol,2014,66(12):3486-3495.

11. Strippoli R,Carvello F,Scianaro R,et al. Amplification of the response to Toll-like receptor ligands by prolonged exposure to interleukin-6 in mice:implication for the pathogenesis of macrophage activation syndrome. Arthritis Rheum,2012,64(5):1680-1688.

12. Minoia F,Davi S,Horne A,et al. Clinical features,treatment,and outcome of macrophage activation syndrome complicating systemic juvenile idiopathic arthritis:a multinational, multicenter study of 362 patients. Arthritis Rheumatol,2014,66(11):3160-3169.

13. Strippoli R,Caiello I,De Benedetti F. Reaching the threshold:a multilayer pathogenesis of macrophage activation syndrome. J Rheumatol,2013,40(6):761-767.

14. Bracaglia C,de Graaf K,Pires Marafon D,et al. Elevated circulating levels of interferon-gamma and interferon-gamma-induced chemokines characterise patients with macrophage activation syndrome complicating systemic juvenile idiopathic arthritis. Ann Rheum Dis, 2017,76(1):166-172.

15. Crayne CB,Khatami KS,Galliano G. Macrophage Activation Syndrome. Clin Pediatr(Phila), 2016,55(11):1001-1004.

16. Bleesing J,Prada A,Siegel DM,et al. The diagnostic significance of soluble CD163 and soluble interleukin-2 receptor alpha-chain in macrophage activation syndrome and untreated new-onset systemic juvenile idiopathic arthritis. Arthritis Rheum,2007,56(3):965-971.

17. Davi S,Consolaro A,Guseinova D,et al. An international consensus survey of diagnostic criteria for macrophage activation syndrome in systemic juvenile idiopathic arthritis. J Rheumatol,2011,38(4):764-768.

18. Lehmberg K,Pink I,Eulenburg C,Beutel K,Maul-Pavicic A,Janka G. Differentiating macrophage activation syndrome in systemic juvenile idiopathic arthritis from other forms of hemophagocytic lymphohistiocytosis. J Pediatr. 2013,162(6),1245-1251.

19. Davi S,Minoia F,Pistorio A,et al. Performance of current guidelines for diagnosis of macrophage activation syndrome complicating systemic juvenile idiopathic arthritis. Arthritis Rheumatol,2014,66(10):2871-2880.

20. Ravelli A,Magni-Manzoni S,Pistorio A,et al. Preliminary diagnostic guidelines for macrophage activation syndrome complicating systemic juvenile idiopathic arthritis. J Pediatr, 2005,146(5):598-604.

21. Poddighe D,Cavagna L,Brazzelli V,et al. A hyper-ferritinemia syndrome evolving in recurrent macrophage activation syndrome,as an onset of amyopathic juvenile dermatomyositis:a challenging clinical case in light of the current diagnostic criteria. Autoimmun Rev,2014,13

(11):1142-1148.

22. Lehmberg K, Ehl S. Diagnostic evaluation of patients with suspected haemophagocytic lymphohistiocytosis. Br J Haematol, 2013, 160 (3):275-287.

23. Coca A, Bundy KW, Marston B, et al. Macrophage activation syndrome: serological markers and treatment with anti-thymocyte globulin. Clin Immunol, 2009, 132 (1):10-18.

24. Makay B, Yilmaz S, Turkyilmaz Z, et al. Etanercept for therapy-resistant macrophage activation syndrome. Pediatr Blood Cancer, 2008, 50 (2):419-421.

25. De Benedetti F, Brunner HI, Ruperto N, et al. Randomized trial of tocilizumab in systemic juvenile idiopathic arthritis. N Engl J Med, 2012, 367 (25):2385-2395.

26. Murakami M, Tomiita M, Nishimoto N. Tocilizumab in the treatment of systemic juvenile idiopathic arthritis. Open Access Rheumatol, 2012, 4:71-79.

27. Chellapandian D, Das R, Zelley K, et al. Treatment of Epstein Barr virus-induced haemophagocytic lymphohistiocytosis with rituximab-containing chemo-immunotherapeutic regimens. Br J Haematol, 2013, 162 (3):376-382.

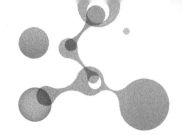

第五章

黄色肉芽肿

一、简　介

组织细胞疾病是由树突状细胞或吞噬细胞来源的一系列细胞增殖所引起的一组疾病,组织细胞疾病在临床中十分罕见,其临床经过可能较温和,有时也会出现播散性病变,严重时可能致命。目前组织细胞疾病主要依其临床症状,影像学,病理学,免疫分型,基因学及分子学特点分为5类。本章节所介绍的黄色瘤即为5分类中的"C"类,而弥散性黄色幼年肉芽肿则因其与朗格汉斯细胞增多症相同的特点而为"L"类。

黄色肉芽肿(XG)是病灶位于皮肤和(或)黏膜的非朗格汉斯细胞增多症中的一大类,主要根据其病变为单个、多个、弥散,受累部位以及发病年龄进行分类。

二、发 病 机 制

XG目前发病机制不明,可能是感染或物理因素刺激的反应,也可能与自身免疫疾病有关。XG常与其他疾病合并出现,包括多发性神经纤维腺瘤(1型)和幼年粒单细胞白血病(juvenile myelomonocytic leukemia,JMML)。其中合并JMML的XG常先于或与JMML同时出现,提示XG可能为继发于某些血液系统疾病。但亦有无继发疾病的XG的报道。XG的发病机制仍需要进一步探索。

三、临 床 表 现

(一) 幼年黄色肉芽肿(juvenile xanthogranuloma,JXG)

是最常见的非朗格汉斯细胞增多症,是一种良性病变,累及皮肤外及弥散性 JXG 与 LCH 同为"L"类。发病年龄集中于 1 岁以下,但皮损可能在出生时即存在。局限于皮肤的 JXG 的病灶主要为单个、多个或数个红色到黄色的结节,直径约 0.5~1.0cm,其中 6 个月以下的患儿常见多发皮损,且倾向于头颈部。出现多发皮损的患儿中男患儿明显多于女患儿(12∶1)。局限于皮肤的 JXG 有一定自限性,数月至数年后皮损可自行消退,消退后有时残留色素沉着。皮肤外 JXG 仅占所有 JXG 的一小部分(约 5%~10%),病灶主要为累及皮下 / 深部软组织的单个肿块。大部分的系统性病变都会自发逐渐退化,但病变一旦累及眼部或中枢神经系统,则预后较差,甚至造成死亡。多数死于 JXG 的患儿都存在中枢神经系统受累。眼部受累多为单侧,最常见的病变形式为无症状虹膜肿瘤、葡萄膜炎、虹膜异色症。早期诊断及治疗对累及眼部的 JXG 患儿的视力受损程度起决定性作用。成人黄色肉芽肿(AXG)不单与 JXG 发病年龄有差异,其病灶常持续存在而无自限性。单发网状组织细胞瘤(SRH)是以嗜酸性巨噬细胞和磨玻璃样巨细胞为主的黄色肉瘤。组织学上,JXG/ACG/SRH 表现为局限于皮肤及皮下的结节,镜下组成细胞包括泡沫细胞、异物巨细胞、Touton 样巨细胞、巨噬细胞、淋巴细胞及嗜酸性细胞。在自行消退过程中的病灶则主要由成纤维细胞及纤维细胞组成,并逐渐取代病变细胞。

(二)良性头部组织细胞增多症(benign cephalic histiocytosis,BCH)

亦为黄色肉芽肿中的一种,临床表现为自限性的局限于头颈部皮疹,很少出现系统性受累。发病年龄多为 3 岁以下。皮疹主要为红色,黄色结节。BCH 与其他的出疹性组织细胞增多症及结节样黄色瘤,多发 JXG 十分相似,临床上常需鉴别。

(三)出疹性组织细胞增多症(generalized eruptive histiocytosis,GEH)

临床表现为躯干部数个浅色至红色结节,发病人群多见为成年人。也有一些观点认为 GEH 是其他吞噬细胞疾病的早期阶段,如 JXG、播散性黄色瘤、多发结节性组织细胞增多症。常需与利什曼病、麻风、不典型结核感染相鉴别。

(四)多发结节性组织细胞增多症(progressive nodular histiocytosis,PNH)

是黄色肉芽肿中很罕见的一类,临床表现为成群出现的数百个特征性皮损,主要为两种类型:表浅的直径约 2~10mm 的黄色瘤样丘疹 / 结节,深且大的纤维结节。病变可能累及结膜,口腔,咽喉部。发病人群年龄较大。PNH 有一定自限性,数年后可能自行消退。

(五)播散性黄色瘤(xanthoma disseminatum,XD)

是黄色肉芽肿中相对恶性的一类,临床表现为广泛播散的成群的棕色丘疹/结节,主要集中于屈肌侧及眼周,病变侵及黏膜和内脏。眼部、中枢神经系统及脑膜受累可出现尿崩症、眼球凸出、共济失调、脑积水等临床表现,上呼吸道受累可能出现气道阻塞,一旦出现这些表现,常提示预后较差,死亡率较高。发病人群常为青壮年,多为 25 岁以下。XD 病程缓慢但持久,无法自行消退。

四、诊 断

黄色肉芽肿的诊断主要依靠病理学,有时临床症状也有一定提示意义。

(一)组织病理学

可区分朗格汉斯细胞增多症和非朗格汉斯细胞增多症,但对于非朗格汉斯细胞增多症各个亚型的鉴别则意义不大,需要免疫组化的帮助。非朗格汉斯细胞增多症的基本组织病理学特点是大量组织细胞浸润的局限性结节。皮肤病灶通常局限于表皮。镜下所见为数量不等的多核巨细胞,伴有不同程度血管周浸润及病灶周炎性细胞浸润。在 JXG 中较为特异的细胞——Touton 样巨细胞,其镜下特点为含脂质大型多核细胞,若干细胞核在泡沫状细胞质内排列成环状。电镜下可见多种非特异性细胞器,包括致密体、蠕虫样体和爆米花样体。对于非朗格汉斯细胞增多症各亚型的鉴别诊断是对黄色肉芽肿诊断的关键,而根据免疫组化,可有效将朗格汉斯细胞增多症、黄色肉芽肿及其他非朗格汉斯细胞增多症鉴别开。简单来讲,因子 XIIIa、CD68、CD163、肌束蛋白及 CD14 阳性,CD1a、S100、langerin 和(或)Birbeck 颗粒阴性是诊断黄色肉芽肿的特异性免疫标志。而与黄色肉芽肿类似的 MRH 免疫组化特点则为因子 XIIIa 阴性,CD68 阳性的多核巨细胞。而对于黄色肉芽肿中的各种亚类,则主要根据其镜下组织细胞的不同形态来划分。具体见图 5-1(见文末彩插),图 5-2(见文末彩插)。

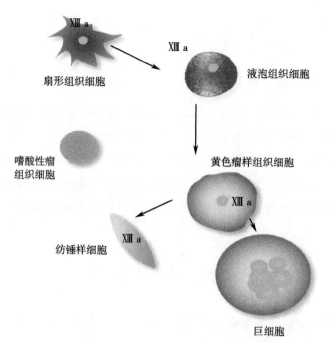

图 5-1　非朗格汉斯细胞增多症中组织细胞成熟过程

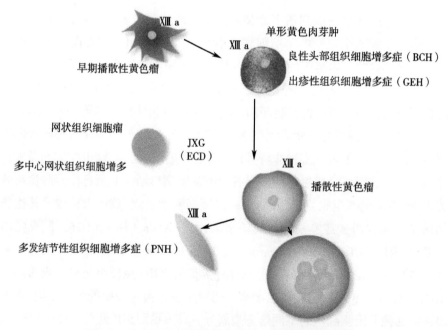

图 5-2　根据不同阶段组织细胞划分各类型黄色肉芽肿

（二）病理特点

黄色肉芽肿皮损由三种细胞构成：单核细胞，多核细胞（有／无 Touton 样细胞），纺锤细胞；Touton 样细胞一般出现于单核细胞背景中。单核细胞及巨细胞胞质中常出现液泡，使其看起来很像脂肪细胞，这也是黄色肉芽肿命名的由来。但实际上，非脂肪细胞样的单核细胞和巨细胞更常见。纺锤细胞可与单核细胞混合出现，也可能是一处病灶的主要构成细胞。部分病变细胞有一定异型性，例如胞核增大，胞核异型，胞核分裂象。其他类型的炎症细胞，较有特点的如嗜酸性细胞，有时会单个出现于其他细胞背景中。此外，淋巴细胞和浆细胞有时也可见。

单核细胞胞核呈圆形、细长型、肾形，核染色质分散，核仁明显，轻度嗜酸，胞质中含有液泡。偶尔可见到带有裂隙的细长型胞核，与朗格汉斯细胞相似。经典型 Touton 样细胞形态为：多个胞核于细胞中心围成花环状，边缘嗜酸，胞质中有液泡。Touton 样细胞多见于 JXG，但也并不只限于 JXG，而 Touton 数量的多少差异也很大。除了 Touton 样巨细胞外，还可见到其他类型的巨细胞，如胞核偏心／中央浓染的巨细胞。巨细胞常以单核细胞为背景偶然出现，以巨细胞为主要细胞构成肉芽肿很少见。纺锤细胞亦是黄色肉芽肿构成细胞的一种，通常是与其他细胞混合出现，且只占小部分，在对波形蛋白和因子 XIIIa 的染色中，纺锤细胞可呈高亮。单由纺锤细胞构成病灶十分少见，仅占 3% 左右，还可能伴有局部坏死。

从皮肤表面的乳头层至中／深层网状层的浸润是皮肤病变的基本特征。乳头层的正常细胞均被单核细胞取代，但各层界限仍完整，与皮肤纤维腺瘤的不规则浸润不尽相同。但也有例外，有时可出现散在的多焦点病灶，可能存在一定的侵袭性。软组织黄色肉芽肿直径约 1.5~4cm，病灶局限，但无明显包膜，切面灰黄色，出血或坏死很少见。镜下看，病灶呈弥散性分布和（或）结节性分布。在软组织 XG 中单核细胞和 Touton 样巨细胞相较皮肤 XG 少见，有时也可见纺锤细胞。分裂象在软组织 XG 较皮肤 XG 更多见。肿物与皮下脂肪／骨骼肌的分界清楚，几乎不会出现类似恶性肿瘤的突破边界的情况。累及皮肤外的病变通常是单发肿块，累及特殊部位的病灶可能有一定侵袭性，如鼻腔、鼻旁窦和眼周。如病变累及骨，其组织学中除 Touton 样巨细胞、单核细胞外，破骨样巨细胞亦混合于其中。简言之，单核细胞和 Touton 样巨细胞／非 Touton 样巨细胞是皮肤外 XG 的典型病理组织学表现。免疫组化特点：波形蛋白、CD68、因子 XIIIa 阳性；CD1a、S-100 蛋白阴性。侵犯黏膜的病灶在光镜下与侵犯皮肤的 XG 没有显著差异，包括单核细胞、Touton 样巨细胞、纺锤细胞等。免疫组化亦类似，有时可出现 CD68、因子 XIIIa 阴性的情况。

五、鉴 别 诊 断

通过免疫组化诊断为黄色肉芽肿后，虽然可大致根据组织细胞的形态来区分各亚型，但准确鉴别各亚型则需要借助其不同的临床表现。简单来讲，JXG 分为皮内及皮外两种。主要见于幼儿的局限于头颈部皮肤的多发皮损为 BCH；见于成人的波及屈肌、黏膜和内脏的多发病变，且病损主要由黄色瘤样细胞构成的是黄色瘤；血脂正常患者，病灶集中于躯干部而屈肌少见为 GEH；而发病年龄较大，从皮肤多发皮损进展为较大结节，不会自行消退，组织学主要由纺锤细胞构成的，则是 PNH。有趣的是，看似是同一种疾病却分为如此多种类型。有猜测认为，对同种致病因素的不同反应可能是造成这种现象的原因。细胞因子活化吞噬细胞并调节其分化为不同的类型，而以上这种多元化临床病理特点可能正是由于不同的"细胞因子微环境"所致。不同患病者的不同反应可能可以解释黄色肉芽肿不同亚类的不同的发病年龄和性别。比如说，BCH 和 JXG 大部分见于婴幼儿，而 XD 则多见于青壮年男性，PNH 发病年龄相对较大。但目前仍缺乏确切的机制理论。

六、治 　 疗

对于单个、位置表浅可切除的病灶，外科治疗有效，虽然有很多患儿的病变可自行消退。对于大部分患儿来讲，JXG 无须治疗，但当疾病有可疑系统受累时，诊断性切除就十分必要了。4 岁以下儿童的随访最好包含白细胞计数，尤其是 XG 合并 JMML 出现时。高危患者的随访应该包括眼科随访，尤其是 2 岁以下的幼儿，在诊断之初即应行眼科检查，并且每 3~6 个月即进行一次随访直至患儿满 2 岁。眼部病灶的治疗可以在局部，病灶内，结膜下注射糖皮质激素。手术或全身激素使用仅仅是针对有并发症的情况，例如青光眼，前房出血。眼部病变如果严重影响视力，就必须考虑化学治疗。化疗方案类似于 LCH 的化疗方案，例如长春碱联合泼尼松等等。对于单发性并有症状的累及神经系统的 XG，只要病灶是可切除的，就需要行外科手术切除；如病灶位置无法切除,或病变呈多灶,则需考虑化学治疗,如克拉屈滨,长春碱等。对于那些累及多系统同时存在临床症状的 XG,尤其当其累及中枢神经系统时,基于 LCH 的化疗方案所制定的治疗往往是有效的。在上文中提到皮肤外 / 播散型 JXG 与 ECD 同划分为组织细胞疾病五分类中的"L 类",其原因就是这一类 JXG 与 ECD、LCH 有着类似的基因突变,因此,使用 LCH 的化疗方案来治疗这一类 JXG 显然是有理论依据的。颅外放疗可能对于无法切除且复发难治的中枢神经系统 XG 有一定疗效,但其副作用大,尤其对于儿童的智力发育可能造成不良影响,因此颅外放疗可能仅仅是作为一个备选方案。通常来讲,婴幼儿的化疗往往要考虑到化疗药物毒性对婴幼儿的影响,而这就会导致治疗的延误,甚至威胁生命。

七、预　　后

总体上来讲,局限于皮肤的 XG 预后很好。有很多患儿的病变可自行消退,因此对于部分患儿来讲,JXG 无须治疗。XG 的预后主要取决于病变累及的部位及病变累及深度、数目等。总而言之,黄色肉芽肿在临床上相当罕见,诊断亦十分困难。从临床表现角度来讲,黄色肉芽肿还是有一定特点的。例如,患病年龄越小,病变可能累及部位越多,但同时也有更强的自愈性,虽然系统性 JXG 仍有一定的死亡率,尤其是当其累及中枢神经系统时。随着年龄的增长,虽然病变可能只是单独出现,但却少有会自行消退。一些类型病变可能在成人中很少见,但一旦出现就无法消退,需要外科手术或其他物理治疗方法介入,放化疗效果欠佳。另外,黄色肉芽肿可能合并其他疾病出现,如感染、自身免疫病或恶性肿瘤,也可能存在继发性黄色肉芽肿的可能。

（宋　悦　王　昭）

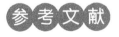

1. Zelger BWH, Cerio R. Xanthogranuloma is the archetype of non-Langerhans cell histiocytoses. Br J Dermatol, 2001, 145 (2): 369-371.

2. Zelger B, Burgdorf WH. The cutaneous "histiocytoses". Adv Dermatol, 2001, 17: 77-114.

3. Weitzman S, Jaffe R. Uncommon histiocytic disorders: the non-Langerhans cell histiocytoses.

Pediatr Blood Cancer,2005;45(3):256-264.

4. Stinco G,Patriarca M,Di Loreto C,et al. A histiocytic disorder that does not easily fit into the classification of the juvenile xanthogranuloma family. Int J Dermatol,2013,52(7):849-855.

5. Vadoud-Seyedi J,Vadoud-Seyedi R,De Dobbeleer G. Progressive nodular histiocytomas. Br J Dermatol. 2000;143(3):678-679.

6. Dehner LP. Juvenile xanthogranulomas in the first two decades of life:a clinicopathologic study of 174 cases with cutaneous and extracutaneous manifestations. Am J Surg Pathol,2003,27(5):579-593.

7. Verma SB. Generalized eruptive histiocytomas and juvenile eruptive xanthogranulomas in a 10-year-old boy:a potpourri of exotic terms indicating the need for unification. Int J Dermatol,2012,51(4):445-447.

8. Jean-Franc,ois Emile,Oussama Abla,et al. Revised classification of histiocytoses and neoplasms of the macrophage-dendritic cell lineages. Blood,2016,127(22):2672-2681.

9. Caner Saygin,Didem Uzunaslan,et al. Dendritic cell sarcoma:A pooled analysis including 462 cases with presentation of our case series. Crit Rev Oncol Hematol. 2013 Nov;88(2):253-271.

10. Vaiselbuh SR,Bryceson YT,Allen CE,et al. Updates on histiocytic disorders. Pediatr Blood Cancer,2014,61(7):1329-1335.

11. Janssen D,Harms D. Juvenile xanthogranuloma in childhood and adolescence:a clinicopathological study of 129 patients from the Kiel pediatric tumor registry. Am J Surg Pathol,2005,29(1):21-28.

12. Rajendra B,Duncan A,Parslew R,et al. Successful treatment of central nervous system juvenile xanthogranulomatosis with cladribine. Pediatr Blood Cancer,2009,52(3):413-415.

13. Yamada K,Yasui M,Sawada A,et al. Severe persistent bone marrow failure following therapy with 2-chlorodeoxyadenosine for relapsing juvenile xanthogranuloma of the brain. Pediatr Blood Cancer,2012,58(2):300-302.

14. Stover DG,Alapati S,Regueira O,et al. Treatment of juvenile xanthogranuloma. Pediatr Blood Cancer,2008,51(1):130-133.

15. Auvin S,Cuvellier JC,Vinchon M,et al. Subdural effusion in a CNS involvement of systemic juvenile xanthogranuloma:a case report treated with vinblastine. Brain Dev,2008,30(2):164-168.

16. Rodriguez-Jurado R,Duran-McKinster C,Ruiz-Maldonado R. Benign cephalic histiocytosis progressing into juvenile xanthogranuloma:a non-Langerhans cell histiocytosis transforming

under the influence of a virus? Am J Dermatopathol,2000,22:70-74.

17. Ford GP,Eady RD,Freemont A J. Xanthoma disseminatum. J R Soc Med,1985,78(Suppl. 11):8-9.

18. Nayak S,Acharjya B,Devi B,et al. Multiple xanthogranulomas in an adult. Indian J Dermatol Venereol Leprol,2008,74:67-68.

19. Larson MJ,Bandel C,Eichhorn PJ,et al. Concurrent development of eruptive xanthogranulomas and hematologic malignancy:two case reports. J Am Acad Dermatol,2004, 50:976-978.

20. Tran DT,Wolgamot GM,Olerud J,et al. An "eruptive" variant of juvenile xanthogranuloma associated with langerhans cell histiocytosis. J Cutan Pathol,2008;35:50-54.

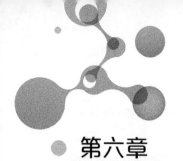

第六章

恶性组织细胞病

一、简　介

恶性组织细胞病（malignant histiocytosis）简称为恶组（MH），是一类来源于组织细胞/树突状细胞的肿瘤/肉瘤，曾是除朗格汉斯细胞增多症、非朗格汉斯细胞增多症外的第三类组织细胞疾病，但因后来随着病理水平发展，发现曾判定为恶性组织细胞病的肿瘤实际上是一些罕见淋巴瘤，如间变大细胞淋巴瘤。这致使恶性组织细胞病的命名消失了很长时间。然而随着现代医学的发展及病理水平的进步，逐渐认识到一类来源于组织细胞/树突状细胞的肿瘤/肉瘤，组织细胞来源的即为组织细胞肿瘤/肉瘤，树突状细胞来源的肿瘤/肉瘤分为朗格汉斯细胞组织细胞增生症、朗格汉斯细胞肉瘤、指突状树突状细胞肉瘤/瘤、滤泡树突状细胞肉瘤/瘤、未定型细胞肉瘤。这些疾病的发生发展、临床过程，乃至病理特点、遗传特点等，都存在很多的相似之处，而曾经亦与这些疾病混淆的罕见淋巴瘤通过使用现代病理学手段，已可以准确排除，因此在最新的组织细胞疾病分类中，恶性组织细胞病再次作为组织细胞疾病中代表"恶性"的一类疾病出现。但现在所提到的"恶组"，其明确指向为来源于组织细胞、朗格汉斯细胞、交指树突状细胞及分类未明的树突状细胞的肉瘤，这强调了"恶组"在组织细胞中的较为恶性的生物学行为。

二、发病机制

（一）分类

恶性组织细胞病的分类分为两种：根据是否继发于其他血液系统疾病，分为原发性恶性组织细胞病和继发性恶性组织细胞病，根据恶性组织细胞病的肿瘤细胞的来源及其免疫表型,可分为组织细胞肉瘤、交指树突状细胞肉瘤、朗格汉斯细胞肉瘤、未定型细胞肉瘤。滤泡树突状细胞肉瘤虽然经常与以上疾病同时出现,但随着对这类疾病认识的深入,尤其是滤泡树突状细胞有自己的特异性表型,其来源亦与其他肿瘤细胞来源不尽相同,滤泡树突状细胞是来源于不参与造血的间充质细胞,故目前已被排除外恶组之外。

1. 原发性恶性组织细胞病　原发性恶性组织细胞病是指原发于组织细胞的肿瘤,出现了细胞的退行性变,从而进一步成为恶性病变。诊断主要依靠病理学免疫表型,首先通过角蛋白、EMA、Melan-A、HMB45、B 细胞及 T 细胞淋巴瘤表型,滤泡树突状细胞表型均为阴性来排除其他肿瘤,然后再表达以下组织细胞 / 树突状细胞表型中的至少 2 种:CD68、CD163、CD4、溶菌酶。鉴别诊断则主要依靠几种抗体:S100 蛋白、CD1a、CD207。一些病例在不同部位的病理甚至有不同的表型。诊断上的一个较为重要的问题就是如何准确地界定良恶性。虽然强调恶性组织细胞病代表的是组织细胞疾病中的恶性部分,但实际在临床上,除非临床表现为多系统多部位受累,对良恶性的鉴别是十分困难的。即使病理学提示肿物偏向恶性,如出现不规则分裂象、细胞异型性等等提示恶性特征,但如果实际临床表现上肿瘤没有快速进展的话,诊断为恶性组织细胞病也是不恰当的。与朗格汉斯细胞增多症这种相对良性的疾病不同的是,朗格汉斯细胞增多症的染色体核型通常正常,基因突变小于 5 个,但在恶性组织细胞病中却经常可见染色体的获得或缺失。

2. 继发性恶性组织细胞病　继发性恶性组织细胞病常与血液系统其他恶性肿瘤同时出现或延迟出现。恶性组织细胞病的恶性细胞形态有退行性变,免疫表型表达巨噬细胞和(或)树突状细胞。继发性恶组需与髓系肉瘤相鉴别。髓系肉瘤是白血病细胞浸润周围组织所造成的肉瘤样肿物,其特点是外周血和骨髓学细胞学几乎没有不同。继发性恶性组织细胞病常继发于淋巴增殖性血液病,如滤泡淋巴瘤、毛细胞白血病、慢性淋巴细胞白血病、急性淋巴细胞白血病,当然有时也可见继发于慢性粒 - 单核细胞白血病、朗格汉斯细胞增多症。对于继发恶性组织细胞病的发病机制,目前看法很多,但是通过在继发恶性组织细胞病中观察到的与原发病存在相同的免疫球蛋白重排、t(14;18)易位、BRAF 基因突变、染色体改变等,提示继发恶性组织细胞病的发病机制可能为以下两种:①恶组肿瘤细胞是由原发病细胞先去分化为共同前体细胞,然后再在分化过程中获得组织细胞 / 树突状细胞表型;②恶性组织细胞病肿瘤细胞是直接由原发病细胞转分化而来。

（二）发病机制

树突状细胞肉瘤包括交指树突状细胞肉瘤（interdigitating dendritic cell sarcoma，IDCS）、朗格汉斯细胞肉瘤（Langerhans cell sarcoma，LCS）、未定型细胞肉瘤（indeterminate dendritic cell sarcomas，INDCS）。在一些树突状细胞肉瘤病例中，常常存在着血液系统恶性肿瘤或其他实体肿瘤，包括 CLL/SLL，滤泡淋巴瘤，T 淋巴母细胞性淋巴瘤，大 B 细胞淋巴瘤，皮肤、肝、胃、结肠、脑恶性肿瘤，等等。树突状细胞肉瘤与低级别 B 细胞淋巴瘤密切的关系已被证实。许多理论认为：分化较好的来源于 B 细胞的肿瘤，可能通过转录因子的改变从而转分化为树突状细胞。因此，可以说至少一部分的树突状细胞肉瘤是由 B 细胞的恶性转化而后转分化来的，而不是简单的由交指树突状细胞恶性转化后来的。对于树突状细胞肉瘤的病因目前没有确切的证据，曾经一度怀疑过的病毒感染也未被证实。一些可能抑制 T 细胞对树突状细胞递呈作用反应的药物可能与树突状细胞肉瘤的发病有一定关系，如钙通道阻滞剂。免疫调节失衡可能会促使树突状细胞向恶性转化，当然仍需要进一步的证据证实。

原发性组织细胞肉瘤的发病机制仍不清楚。对于一些继发于滤泡淋巴瘤的组织细胞肉瘤的研究，FISH 结果显示 t(14;18)突变，PCR 结果显示存在 IGH 基因重排或 BCL2 基因断点。此外，亦有发现组织细胞肉瘤与 PAX-5 基因缺乏或表达下降相关。PAX-5 是调节 B 细胞限定分化的转录因子。缺乏 PAX-5，可能是 B 细胞先去分化，到一个中间过程，然后再分化为组织细胞/树突状细胞。这个中间过程可能就是共同前体细胞。而转录因子表达的变化则可能是低级别淋巴瘤转化为组织细胞肉瘤乃至各种恶性组织细胞病的内在原因。目前有观点将 HS 来源分为三类：①组织细胞直接分化而来；②从其他系肿瘤转分化而来；③从单核细胞肿瘤中转分化而来。

三、临　床　表　现

（一）交指树突状细胞肉瘤（IDCS）

临床上主要表现为单发的结内病灶（47%），结内外病灶合并（28%）及单发结外病灶（25%）。颈部及腋窝淋巴结最常受侵。大多数病例仅表现为一个无痛性肿物,但在结内外合并病灶病例中,常可出现系统症状体征(发热,体重下降,盗汗,乏力)。当病变累及消化道则可出现肠梗阻,腹痛或消化不良。累及纵隔淋巴结时可出现上腔静脉综合征。根据结外受侵部位的不同,骨痛、血尿、咯血、呼吸困难、咳嗽、阴道出血、共济失调等表现都可出现。

(二) 组织细胞肉瘤(HS)

与其他恶组不同,好发部位以结外居多,其中肠道受累最为常见,根据受累部位的不同有不同的临床表现,但因组织细胞肉瘤的相对恶性,临床症状常常更具侵袭性。

(三) 朗格汉斯细胞肉瘤(LCS)

其肿瘤细胞的轻/中度异型性与朗格汉斯细胞肉瘤的预后并无明确关系,反而是临床上出现多系统受累的 LCS 有着更差的预后。当然,恶性组织细胞病中所包含的朗格汉斯细胞肉瘤即应为肿瘤细胞呈恶性,并且临床表现有一定的侵犯性。朗格汉斯细胞肿瘤亦常可与其他恶性肿瘤并存,尤其是血液系统恶性肿瘤。

(四) 未定型细胞肉瘤(INDCS)

INDCS 临床上多表现为累及躯干、颜面部或四肢的一个或多个丘疹、结节或斑块。病灶较为局限,很少出现播散病变。因为病变的相对良性,有观点认为 INDCS 仅是由相对正常的树突状细胞增生所引起的。

四、诊断与鉴别诊断

(一) 交指树突状细胞肉瘤(IDCS)

镜下基本特征与 DCS 相同,即:纺锤细胞和卵圆形细胞螺旋排列,或恶性细胞成簇排列。在继发性 IDCS 中,常可见原发病的恶性细胞,如淋巴母细胞、上皮样细胞、R-S 巨细胞。肿物大小不一,一般不超过 5cm。核分裂象一般较少(小于 5 个/高倍视野),Ki-67 增殖指数通常亦较低,均值 10% 左右,但当病变恶性程度较高时,也可能出现较多的核分裂象,Ki-67 指数可能 >70%。

（二）组织细胞肉瘤（HS）

光镜下肿瘤细胞呈圆形至椭圆形,胞核轻度异形,核仁小且明显,胞质嗜酸性。肿瘤细胞有轻至中度异型性,例如纺锤样细胞和(或)多核巨细胞。可见噬血现象,但可随疾病进展而消失。电镜下肿瘤细胞胞质中可见溶酶体,但无 Birbeck 颗粒、桥粒或指突状连接。通过这些特征性超微结构,可鉴别组织细胞肉瘤与交指树突状细胞肉瘤,交指树突状细胞肉瘤与 S100 蛋白阳性的组织细胞肉瘤通过免疫表型无法有效鉴别。组织细胞肉瘤的特异性免疫表型:CD68+,LYS+,CD1a-,S100-/+,FDC 标志 -。因活化的正常吞噬细胞可表达 S-100,所以在组织细胞肉瘤中偶可出现 S-100 阳性。髓系特异性标志(MPO,CD33)缺失,这对组织细胞肉瘤与髓系肿瘤鉴别很重要,因为一些组织细胞标志(如 CD68)与髓系来源细胞是重合的,而髓系肿瘤当然是表达MPO、CD33 的。

（三）朗格汉斯细胞肉瘤（LCS）

镜下表现:大细胞,胞核裂隙或扭曲,核仁不清,胞质嗜酸性,与数个嗜酸性粒细胞混合存在。胞核轻 / 中度异型性表现为:核仁明显,核 - 质比不定,多形现象,分裂象多见。当肿瘤细胞向恶性转化后,肿瘤细胞呈明显的恶性表现,多形现象更为显著,与组织细胞肉瘤的镜下表现较为相似,但胞核仍可见裂隙。肿瘤细胞明显的异型性提示较低的分化程度及较高的恶性度。电镜下,朗格汉斯细胞肉瘤的特征性表现即为 Birbeck 颗粒,这也是朗格汉斯细胞肉瘤与滤泡树突状细胞肉瘤,交指树突状细胞肉瘤的鉴别点,这两者都没有 Birbeck 颗粒,相反却存在桥粒和(或)细胞连接或指突状胞质。免疫表型特点:CD1a 及 S-100 阳性是朗格汉斯细胞肉瘤的特异性免疫表型,偶可出现CD68 及 LYS 弱阳性。组织细胞肉瘤中的溶酶体染色较朗格汉斯细胞肉瘤中清晰,因为在朗格汉斯细胞肉瘤中溶酶体染色可能只是病灶中的反应性组织细胞的染色。FDC 相关免疫表型均为阴性,但有时也可见散发的 CD35 阳性。通过免疫分型可以有效地将朗格汉斯细胞肉瘤与其他的恶组鉴别开。

（四）未定型细胞肉瘤（INDCS）

其病理特点:S-100+ 和 CD1a+ 就可与非朗格汉斯细胞组织细胞疾病鉴别开来。与朗格汉斯细胞来源的组织细胞疾病的鉴别,则需要电镜下分析:朗格汉斯细胞有 Birbeck 颗粒而未定类树突状细胞没有。此外,langerin(CD207)在 INDCS 中为阴性。根据以上两点可有效鉴别。

五、治　　疗

对于树突状细胞肉瘤,局灶性病灶使用外科治疗较非外科治疗预后并无明显差异,因此,放疗对于局灶性病灶可能是更好的选择,尤其是当外科手术无法完整切除病变时。当出现转移病灶时,化疗可能是有效的治疗手段,有时联合外科手术可能预后更佳。

六、预　　后

对于树突状细胞肉瘤,发病时年龄较小及病变累及腹腔可能提示不良预后,这可能与青年人活跃的抗原递呈系统而老年人的树突状细胞功能较为低下有关。因此,对于青年患者需更为密切地随访检查以延长无病生存期。此外,临床分期亦是重要的预后决定因素,如出现远处转移时的总生存期要显著低于分期较早的树突状细胞肉瘤。对于组织细胞肉瘤,因其在恶组中恶性程度相对较高,对治疗反应不佳,预后差,死亡率高达 58%。

（宋　悦　王　昭）

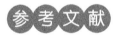

1. Pileri SA, Grogan TM, Harris NL, et al. Tumours of histiocytes and accessory dendritic cells: an immunohistochemical approach to classification from the International Lymphoma Study Group based on 61 cases. Histopathology, 2002, 41(1): 1-29.

2. Johnson RL, Boisot S, Ball ED, et al. A case of interdigitating dendritic cell sarcoma/histiocytic sarcoma-a diagnostic pitfall. Int J Clin Exp Pathol, 2014, 7(1): 378-385.

3. O'Malley DP, Zuckerberg L, Smith LB, et al. The genetics of interdigitating dendritic cell sarcoma share some changes with Langerhans cell histiocytosis in select cases. Ann Diagn Pathol, 2014, 18(1): 18-20.

4. Feldman AL, Arber DA, Pittaluga S, et al. Clonally related follicular lymphomas and histiocytic/

dendritic cell sarcomas:evidence for transdifferentiation of the follicular lymphoma clone. Blood,2008,111(12):5433-5439.

5. Shao H,Xi L,Raffeld M,et al. Clonally related histiocytic/dendritic cell sarcoma and chronic lymphocytic leukemia/small lymphocytic lymphoma:a study of seven cases. Mod Pathol,2011, 24(11):1421-1432.

6. Chen W,Jaffe R,Zhang L,et al. Langerhans cell sarcoma arising from chronic lymphocytic lymphoma/small lymphocytic leukemia:lineage analysis and BRAF V600E mutation study. N Am J Med Sci,2013,5(6):386-391.

7. Emile JF,Abla O,Fraitag S,et al. Revised classification of histiocytoses and neoplasms of the macrophage-dendritic cell lineages. Blood,2016,127(22):2672-2681.

8. Saygin C,Uzunaslan D,Ozguroglu M,et al. Dendritic cell sarcoma:A pooled analysis including 462 cases with presentation of our case series. Crit Rev Oncol Hematol,2013,88(2):253-271.

9. Elesawy BH,Abd El hafez A,et al. Immunohistochemistry-based subtyping of breast carcinoma in Egyptian women:a clinicopathologic study on 125 patients. Ann Diagn Pathol,2014,18(1): 21-26.

10. Saygin C,Uzunaslan D,Ozguroglu M,et al. Dendritic cell sarcoma:A pooled analysis including 462 cases with presentation of our case series. Crit Rev Oncol Hematol,2013,88(2): 253-271.

11. Stowman A,Mills S,Wick M,et al. Spindle cell melanoma and interdigitating dendritic cell sarcoma. do they represent the same process? Am J Surg Pathol,2016,40(9):1270-1279.

12. Samir Dalia,Michael Jaglal,Paul Chervenick,et al. Clinicopathologic characteristics and outcomes of histiocytic and dendritic cell neoplasms:The Moffitt Cancer Center experience over the last twenty five years. Cancers(Basel),2014,6(4):2275-2295.

13. O'Malley DP,Agrawal R,Grimm KE,et al. Evidence of BRAF V600E in indeterminate cell tumor and interdigitating dendritic cell sarcoma. Ann Diagn Pathol,2015,19(3):113-116.

14. Buser L,Bihl M,Rufle A,et al. Unique composite hematolymphoid tumor consisting of a pro-t lymphoblastic lymphoma and an indeterminate dendritic cell tumor:evidence for divergent common progenitor cell differentiation. Pathobiology,2014,81(4):199-205.

15. Mori M,Matsushita A,Takiuchi Y,et al. Histiocytic sarcoma and underlying chronic myelomonocytic leukemia:a proposal for the developmental classification of histiocytic sarcoma. Int J Hematol,2010,92(1):168-173.

16. Berres ML,Lim KP,Peters T,et al. BRAF-V600E expression in precursor versus differentiated dendritic cells defines clinically distinct LCH risk groups. J Exp Med,2014,211(4):669-683.

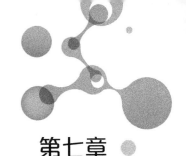

第七章

Rosai-Dorfman 病

一、简　介

Rosai-Dorfman 病(RDD),又称窦性组织细胞增生伴巨大淋巴结病(sinus histiocytosis with massive lymphadenopathy,SHML)。1969 年 Rosai 和 Dorfman 对此病进行了首次报道。RDD 好发于儿童及青少年,但也可散发于任何年龄。是一种罕见的良性自限性疾病,绝大多数获得痊愈。但也有少数患者复发,甚至进展恶化。

二、发　病　机　制

RDD 病因未明,由于绝大多数患者肿大的淋巴结完全消退后病理上不留任何痕迹,故其发病机制推测为一种过激的反应性组织细胞增生。部分病例中曾检出人疱疹病毒 6(HHV-6)、EB 病毒、细小病毒 B19 和多瘤病毒等,但尚未得到证实。有报道 75% 的女性患者发病时已绝经(>45 岁),因此认为乳腺 RDD 可能与绝经后雌激素变化有关,但还需进一步深入研究。

近来有很多研究提示 RDD 可能与自身免疫性疾病相关,合并自身免疫疾病的患者占 RDD 所有患者约 13%。临床上有 RDD 合并 IgG4 相关疾病的病例,甚至在病理形态学上也有一些重叠,如间质显著硬化,大量浆细胞浸润等,但二者之间的联系尚不明确。

在其他组织细胞中出现的 BRAF V600E 突变在 RDD 中并未检出阳性。这种突变存在于 38%~69% 的朗格汉斯细胞组织细胞增生症(LCH)和 54%~82% 的 Erdheim Chester 病(ECD)中。Haroche 等检测了 23 例 RDD 患者的多处标本并未发现存在 BRAF V600E 突变,其他研究也证实了这一点,说明这一突变并非疾病的病因或发病机制。

三、临 床 表 现

(一) 淋巴结肿大

90% 的患者以颈部淋巴结受累为首发症状,其次是腋窝及腹股沟淋巴结。淋巴结肿大的特点是无痛性、进行性肿大,常相互粘连融合成巨大肿块。病变可为局限性孤立存在,也可为多发性全身浅表淋巴结肿大,亦可累及深部淋巴结,可同时或先后肿大,这与非霍奇金淋巴瘤(NHL)和 Castleman 病极为相似,应引起注意。另一突出特点是肿大的淋巴结有自限性,肿大的淋巴结经几周至几个月的进行性肿大后可自行消退。大多经 9~18 个月后完全消退并且病理上可不留任何痕迹。少数患者的淋巴结可持续肿大多年,偶有致死的报道。

(二) 全身炎症反应

患者常伴有慢性炎症征象,如发热、消瘦、中性粒细胞增多、贫血、多克隆高免疫球蛋白学症、血沉增快。骨髓检查通常正常,无组织细胞增生。

(三) 结外病变

命名本病的 Rosai 和 Dorfman 在 1990 年总结了当时报道的 423 例病例,其中 43% 可同时累及结外组织,只有结外受累的患者约占 23%。常见的结外组织包括皮肤、鼻旁窦、骨骼、眼眶、胃肠道、上呼吸道、中枢神经系统(CNS)等。骨髓累及少见。

1. 头颈部　是最常见的结外受累部位,约占所有结外病例的 75%。国内 1990—2017 年共报道 RDD 79 例,其中头颈部受累占 14 例。崔莉等近期报道 20 例头颈部受累的 RDD 患者资料,男女比例 6∶14,平均发病年龄 52.5 岁,多以鼻塞、憋气、声嘶、眼睑肿物为表现。鼻部受累有 14 例,喉部受累的 5 例患者因呼吸困难均接受了气管切开手术,还有 5 例为多部位受累。13 例有误诊经历,仅 1 例有消瘦表现,其他 19 例均无全身症状和炎症反应。

2. 皮肤　约 10% 的患者中可出现皮肤损害。皮损多形性,呈淡黄色斑疹、斑片,淡红褐色丘疹、斑块和结节,表面可糜烂和形成溃疡,大多皮损为多发性、泛发性,自觉症状却无。除个别病例皮损呈 10cm 大的坚实性结节和肿瘤外,大多数皮损均小得多。

3. 乳腺　国内陈燕坪等报道了 12 例原发乳腺的 RDD,除 1 例伴腋窝淋巴结肿大外,其余均为乳腺单发病灶。9 例手术切除,7 例治愈,2 例复发存活。1 例手术 + 放疗有效。

4. 心血管系统　心血管受累极为罕见,发生率 0.1%~0.2%。O'Gallagher 等回顾文献,总结了 18 例累及心血管的 RDD 患者资料,其中 3 例儿童,15 例成人,成人男女比例 10∶5,平均年龄 49.5 岁。主要表现为心脏内占位,心包病变和肺动脉累及。

5. 腹部　Karajgikar 等报道了罕见的 4 例消化系统和盆腔 RDD 患者,表现为多发胆道肝门占位,多发胰腺占位,多发脾脏占位和盆腔骶前占位等,多发病灶难以手术根治,全身化疗效果不佳,疾病进展慢,也可等待观察。

6. 神经系统　伴有 CNS 受累的 RDD 患者仅占所有患者的 5%,以单发为主,易与脑膜瘤相混淆。可表现为头痛、眩晕、呕吐,视力下降等,检查发现颅内占位。有罕见颅内巨大占位突破颅骨并伴有鼻旁窦受累的报道。多数经手术完整切除,无法完整切除者术后可应用激素治疗。CNS 受累也可以在脊柱。截至 2014 年,共有 210 例 CNS 受累的 RDD 病例报道,中位年龄 39 岁(2~79 岁),男女比为 1.8。167 例(79.5%)为颅内病变,24 例(11.4%)为脊柱受累,19 例(9.0%)二者均有累及。65.5% 的有 CNS 累及的 RDD 患者无外周淋巴结肿大或其他结外病变。71.4% 的脊柱 RDD 病例为单发病灶,21.4% 伴有淋巴结肿大,19.7% 同时有颅内累及。

7. 胸部　RDD 胸腔内病变的报道并不多,患者多表现为气短、咳嗽等气道梗阻等表现。Mayo 中心总结了 30 年间 21 例 RDD 患者资料,结果发现胸腔累及的患者有 9 例,占 43%,多表现为纵隔淋巴结肿大(6 例)、肺部囊性改变、间质性肺炎或气道占位等。Apperley 等报道了一例气管旁占位患者,病理检查为结外 RDD,同时气管旁淋巴结内有 IgG4 阳性的浆细胞浸润。

8. 其他　少数情况下 RDD 可以和 LCH 合并存在,罕见的表现包括累及骨骼、眶周、喉部等等。大多 RDD 患者呈良性经过,数月至数年后可自行消退。通常结外损害首先消退。

四、诊　　断

(一)诊断

RDD 诊断与淋巴瘤相似,当临床上具有慢性炎症征象如发热、贫血等,同时伴有无痛性颈淋巴结进行性肿大时应考虑到本病的可能,无痛性巨大淋巴结肿块,呈自限性消退为本病的两大特点,是诊断的重要线索,但最后确认仍有赖于病理学检查结果加以证实。

但由于临床表现与非霍奇金淋巴瘤、霍奇金淋巴瘤、Castleman 病及其他组织细胞疾病均十分酷似,最终诊断依赖于病理组织学检查,病理是诊断的惟一依据,也是鉴别的主要依据。尽管 RDD 组织学中有较为特征性的伸入现象,但这一现象在恶性肿瘤中也可出现,尤其是肿瘤细胞较少而背景细胞为主的霍奇金淋巴瘤,更容易和 RDD 混淆。

(二) 病理特点

病理切片显示淋巴结轮廓尚存,外观发暗,通常被纤维组织或脂肪组织包裹。淋巴滤泡萎缩,生发中心不明显。淋巴窦高度扩张,窦内充满增生的单核组织细胞,形态一致,分化良好,约有 6 个淋巴细胞大小。细胞核较大,空泡状,圆形或卵圆形,核膜薄,内多有一枚核仁。多分叶核、多核仁或核发育不良,核分裂象罕见。胞质丰富淡染或嗜酸性,胞内可吞噬完整的淋巴细胞、浆细胞、中性粒细胞及红细胞或核碎片(emperipolesis, 伸入现象)。窦内尚有少量淋巴细胞或浆细胞浸润。病程久者,淋巴结包膜周围呈显著的纤维化。嗜酸性粒细胞缺如或罕见,这一点可以和朗格汉斯细胞组织细胞增生症(LCH)、经典霍奇金淋巴瘤(HL)和 T 细胞淋巴瘤(T-NHL)相鉴别。被吞噬的淋巴细胞有时呈树捆或花冠状排列,形态颇为特殊。

结外病变的病理改变和结内相似,但也有一些差别。结外病变纤维化较为突出,少数典型组织细胞,深入现象较结内病变少见。实际上深入现象在诊断结外 RDD 时并不是必要条件。纤维基质中含有丰富血管和延血管分布的浆细胞浸润。和霍奇金淋巴瘤相似,如果淋巴结 RDD 诊断成立,结外病变的诊断就没有那么严格;如果没有淋巴结受累,结外病变需要具有典型的组织细胞。

电镜进一步分析可将组织细胞分为三型:Ⅰ型细胞形态规则,胞质中含有中等量脂质成分;Ⅱ型细胞形态不规则,有多数指状伪足;Ⅲ型细胞体积大,胞质内含有大量脂质。通常以Ⅱ型细胞为主。

细胞免疫组化染色显示,RDD 病变中组织细胞表达的最具代表性的分子是 S100,即淋巴结中树突状细胞和皮肤朗格汉斯细胞的特征性标记物。另外,组织细胞尚表达泛巨噬细胞抗原,吞噬功能相关抗原 CD68、HAM56、CD14、

CD64、CD15、EBM11,IgG 的 Fc 段受体,溶酶体活性相关抗原溶菌酶,alpha1 抗胰蛋白酶,alpha1 抗糜蛋白酶,另外尚表达转铁蛋白受体,白细胞介素 2 受体等。其他抗原包括黏附分子 CD11b、CD11c、CD18、CD62L 和 CD103 等。

和朗格汉斯组织细胞相似,RDD 组织细胞表达天冬氨酸蛋白酶,即组织蛋白酶 D 和组织蛋白酶 E。少数细胞 CD4 和 CD30(Ki-1)阳性,因为正常单核细胞表达 CD4,活化的单核细胞表达 CD30,这说明 RDD 中的组织细胞来源于循环单核细胞,可能为 T 细胞激活。多项研究证明 RDD 中的效应细胞为有功能的活化巨噬细胞,有别于朗格汉斯组织细胞、滤泡树突细胞和指突样树突细胞。朗格汉斯细胞同时表达 S100 和 CD1a,而 CD1a 在 RDD 中罕有阳性。RDD 和 LCH 均表达黏附分子 CD31,二者在形态学上也有显著不同。RDD 组织细胞不表达 CD21、CD23 或 CD35 等树突细胞分化标记物。

(三) 分型

RDD 的分型见表 7-1。

表 7-1　RDD 分型(国际组织细胞协会 2016 年)

家族性 RDD	Faisalabad(或 H)综合征(OMIM #602782)
	FAS 缺陷或 ALPS 相关 RDD(OMIM #601859)
	非特指型家族性 RDD
经典型 RDD(淋巴结)	不伴 IgG4 综合征
	IgG4 相关
结外 RDD	骨 RDD
	CNS RDD 不伴 IgG4 综合征
	CNS RDD,IgG4 相关
	单器官 RDD(淋巴结,皮肤,CNS 以外,不伴 IgG4 综合征)
	单器官 RDD(淋巴结,皮肤,CNS 以外,IgG4 相关)
	广泛型 RDD
肿瘤相关性 RDD	白血病后 RDD
	淋巴瘤后 RDD
	恶性组织细胞病相关 RDD
	LCH 或 ECD 相关 RDD

续表

免疫疾病相关 RDD	SLE 相关 RDD
	IJA 相关 RDD
	AIHA 相关 RDD
	HIV 相关 RDD
其他无法归类的组织细胞疾病	

注：OMIM，人类孟德尔遗传学；SLE，系统性红斑狼疮；AIHA，自身免疫性溶血性贫血；IJA，特发性青少年关节炎

五、鉴 别 诊 断

（一）其他组织细胞疾病

RDD 因累及淋巴结、CNS、骨骼等部位，需与其他组织细胞病鉴别，包括 LCH、ECD 等。RDD 一般不累及肺脏和骨髓，CNS 受累时不表现尿崩症，以占位性病变为特征。这些均与 LCH 和 ECD 的表现不同。LCH 以儿童发病为主；ECD 骨骼受累最突出，表现为对称性炎性骨病变。

最终鉴别依赖组织病理学。LCH 以肉芽肿病变为特征，CD1a 阳性，细胞中出现 Birbeck 颗粒；ECD 病理特点为黄色瘤和纤维化，CD1a 阴性。虽然 LCH 和 RDD 淋巴结病理切片均有淋巴窦扩张伴组织细胞增生，但 LCH 中朗格汉斯细胞的细胞核较小，通常有折叠，而且伴有嗜酸性微脓肿形成。

（二）组织学上有相似表现的其他疾病

包括组织细胞肉瘤、戈谢病、转移性黑色素瘤或其他肿瘤；感染性疾病包括组织胞浆菌和分枝杆菌累及淋巴结。鼻腔病变需与鼻硬结克雷伯菌感染引起的鼻硬结病相鉴别。而最具挑战性的鉴别疾病是一些非特异性原因导致的反应性淋巴窦组织细胞增生，这种情况下深入现象缺如或罕见。尽管吞噬红细胞现象在反应性或肿瘤性组织细胞增生，包括 LCH 均可出现，但深入现象在 RDD 之外的疾病极其罕见。

（三）IgG4 相关疾病

近年来随着对 IgG4 相关疾病的认识不断深入，发现其与多种疾病均有

交集,有些 RDD 患者病变组织中存在 IgG4 沉积,部分具有 IgG4 相关疾病的病理学特征,因此有学者认为 RDD 可能是 IgG4 相关谱系中的成员,遗憾的是由于认识仍有很多欠缺,二者之间的相关性尚未被阐明。但也有学者比较了 RDD 和对照反应性增生的淋巴结,发现组织中 IgG4 阳性细胞的比例在二者并无差别,血液中 IgG4/ 总 IgG 比值也无显著升高,因此,二者是重叠还是存在机制上的相关性目前尚无定论。

(四) 其他

原有免疫异常疾患的儿童,如 Wiskott-Aldrich 综合征、自身免疫性溶血性贫血、肾小球肾炎可伴发 RDD。

六、治疗和预后

RDD 呈自限性病程,除对症处理外,无需特殊治疗,孤立性病灶多采取手术切除的治疗方式。CNS 病变手术切除不完全或疾病复发时,有尝试小剂量放疗有效的报道。Mayo 中心的 21 例患者从诊断开始平均随访 8 年,仍有 87% 的患者存活。18 例心脏 RDD 患者以局部手术切除为主,病程中共有 5 例患者死亡。诊断后 1 年内的随访资料较为齐全,随访 3 年以上的患者只有一少部分。

虽然部分患者对皮质激素有反应,但易反复,化疗、放疗均效果不佳,且易继发感染。少数疾病呈侵袭性,甚至因疾病致死。

（庄俊玲）

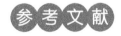

1. Rosai J, Dorfman RF. Sinus histiocytosis with massive lymphadenopathy. A newly recognized benign clinicopathological entity. Arch Pathol, 1969, 87: 63-70.

2. Ortonne N, Fillet AM, Kosuge H, et al. Cutaneous Destombes-Rosai-Dorfman disease: Absence of detection of HHV-6 and HHV-8 in skin. J Cutan Pathol, 2002, 29: 113-118.

3. Tsang WY, Yip TT, Chan JK. The Rosai-Dorfman disease histiocytes are not infected by Epstein-Barr virus. Histopathology, 1994, 25: 88-90.

4. Mehraein Y, Wagner M, Remberger K, Füzesi L, Middel P, Kaptur S, Schmitt K, Meese E. Parvovirus B19 detected in Rosai-Dorfman disease in nodal and extranodal manifestations. J Clin Pathol, 2006, 59: 1320-1326.

5. Foucar E, Rosai J, Dorfman R. Sinus histiocytosis with massive lymphadenopathy (Rosai-Dorfman disease): Review of the entity. Semin Diagn Pathol, 1990, 7: 19-73.

6. Shrestha B, Sekiguchi H, Colby TV, et al. Distinctive pulmonary histopathology with increased IgG4-positive plasma cells in patients with autoimmune pancreatitis: report of 6 and 12 cases with similar histopathology. Am J Surg Pathol, 2009, 33: 1450-1462.

7. Hervier B, Haroche J, Arnaud L, et al; French Histiocytoses Study Group. Association of both Langerhans cell histiocytosis and Erdheim-Chester disease linked to the BRAFV600E mutation. Blood, 2014, 124: 1119-1126.

8. Gaitonde S. Multifocal, extranodal sinus histiocytosis with massive lymphadenopathy: an overview. Arch Pathol Lab Med, 2007, 131 (7): 1117-1121.

9. Eisen RN, Buckley PJ, Rosai J. Immunophenotypic characterization of sinus histiocytosis with massive lymphadenopathy (Rosai-Dorfman disease). Semin Diagn Pathol, 1990, 7 (1): 74-82.

10. 崔莉, 岳常丽. 头颈部结外 Rosai-Dorfman 病 20 例临床特征及疗效分析. 中华医学杂志, 2017, 97 (29): 2284-2287.

11. 陈燕坪, 蒋翔男, 卢建平, 等. 乳腺 Rosai-Dorfman 病 12 例临床病理特征分析. 中华病理学杂志, 2016, 45 (8): 556-560.

12. O'Gallagher K, Dancy L, Sinha A, et al. Rosai-Dorfman disease and the heart. Intractable Rare Dis Res, 2016, 5 (1): 1-5.

13. Karajgikar J, Grimaldi G, Friedman B, et al. Abdominal and pelvic manifestations of Rosai-Dorfman disease: a review of four cases. Clinical Imaging, 2016, 40: 1291-1295.

14. Luo Z, Zhang Y, Zhao P, et al. Characteristics of Rosai-Dorfman disease primarily involved in the central nervous system: 3 case reports and review of literature. World Neurosurg, 2017, 97: 58-63.

15. Zhong Z, Fu W, Sun Y, et al. Giant isolated transcranial Rosai-Dorfman disease with diffuse involvement of nasal and paranasal tissues: case report and literature review. Br. J Neurosurg, 2017, 3: 1-3.

16. Sandoval-Sus JD, Sandoval-Leon AC, Chapman JR, et al. Rosai-Dorfman disease of the central nervous system: report of 6 cases and review of the literature. Medicine (Baltimore), 2014, 93 (3): 165-175.

17. Cartin-Ceba R, Golbin JM, Yi ES, et al. Intrathoracic manifestations of Rosai-Dorfman disease.

Respir Med,2010,104:1344-1349.

18. Apperley ST,Hyjek EM,Musani R,et al. Intrathoracic Rosai Dorfman Disease with Focal Aggregates of IgG4-bearing Plasma Cells. Case Report and Literature Review. Ann Am Thorac Soc,2016,13(5):666-70.

19. Cohen-Barak E,Rozenman D,Schafer J,et al. An unusual co-occurrence of Langerhans cell histiocytosis and Rosai-Dorfman disease:report of a case and review of the literature. Int J Dermatol,2014,53(5):558-563.

20. Mosheimer BA,Oppl B,Zandieh S,et al. Bone Involvement in Rosai-Dorfman Disease(RDD): a Case Report and Systematic Literature Review. Curr Rheumatol Rep,2017,19(5):29.

21. 王秋鹏,甘梅富,翁寿向,等. IgG4 在 Rosai-Dorfman 病组织中的表达及意义. 中华病理学杂志,2015,44(10):729-733.

22. Liu L,Perry AM,Cao W,et al. Relationship between Rosai-Dorfman disease and IgG4-related disease:study of 32 cases. Am J Clin Pathol,2013,140:395-402.

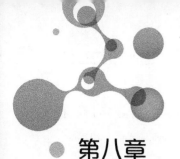

第八章

Erdheim-Chester 病

一、简　介

Erdheim-Chester 病（Erdheim-Chester disease，ECD），是一种极其罕见的非朗格汉斯细胞组织细胞增生症，截至 2015 年 10 月，全球报道的病例数约 700例。随着对这一疾病的认识深入，近 10 年来被报道病例数显著增加。ECD 临床表现异质性强，其中心脏和中枢神经系统受累是导致患者死亡的最主要原因。目前治疗 ECD 的一线药物是干扰素 -α，近年来 BRAF 小分子抑制剂的疗效逐渐受到大家关注。

1930 年，William Chester 医生第一次报道了两例表现为"脂样肉芽肿"（lipoid granulomatosis）的患者。Jakob Erdheim 和 William Chester 二人联合将这一疾病命名为 Erdheim-Chester disease（ECD），即 Erdheim-Chester 病。该疾病病因不清，极其罕见，倾向累及结缔组织和脂肪组织，临床表现从局限性器官到多系统受累均可发生。预后也存在异质性。

二、发　病　机　制

ECD 的发病机制并不清楚，以往认为是一种组织细胞的炎症反应，近年来随着基因检测和测序技术的广泛开展，ECD 目前被定义为体细胞突变导致的髓系克隆性肿瘤。

Th1/Th2 失衡可能是病因之一。Arnaud 等研究发现，ECD 患者存在一个独特的细胞因子 / 趋化因子网络：IFN-α、IL-7、IL-12 和单核细胞趋化蛋白 1（MCP1/CCL2）水平增加，而 IL-4 水平下降。研究表明，ECD 患者 TNFα、IL-6水平升高，IL-1β 水平正常或升高。另外，ECD 病变的组织细胞向炎症表型偏移，局部出现类似于 Th1 的可溶性细胞因子网络，如 IL-1、IL-6、CCL2、CCL5、

CXCL8、TNF-α、IFN-γ。此外，细胞因子抑制剂，如 IL-1 受体拮抗剂阿那白滞素（anakinra）、TNF-α 阻断药英夫利昔单抗（infliximab）和 IL-6 阻滞剂托珠单抗（tocilizumab）等治疗 ECD 患者取得了令人鼓舞的疗效，也证明细胞因子 / 趋化因子介导的组织细胞募集和激活的发病机制。

最近，随着 Badalian-Very 等首次报道 LCH 中 BRAF V600E 突变，Blombery 等也证实了约半数 ECD 患者（19/37）的组织细胞存在原癌基因 BRAF 突变：即 B-Raf 的第 600 位谷氨酸替换为缬氨酸（BRAF V600E）。B-Raf 是一个丝氨酸 - 苏氨酸蛋白激酶，其涉及 Ras-Raf-MEK-ERK 细胞分裂素活化蛋白激酶（mitogen-activated protein kinase，MAPK）转导通路。这个信号通路通过细胞外生长因子结合到膜酪氨酸激酶受体被激活，并调节细胞增殖和生存。另外，这一突变和癌基因诱导的衰老（oncogene-induced senescence，OIS）相关。OIS 是对抗癌基因的主要保护机制。在 OIS 作用下，缺乏附加突变的特异性癌基因激活突变导致细胞周期停滞和诱导产生炎症分子，而并非细胞增殖。实际上，具有 BRAF 突变的组织细胞也同时表达 OIS 分子；而且 OIS 诱导产生衰老相关分泌表型（SASP），其特点和 ECD 组织细胞产生的炎症因子和趋化因子相同。因此推测 OIS 在 ECD 发病机制中起着至关重要的作用。

BRAF V600E 突变在其他实体瘤例如黑色素瘤、甲状腺乳头状癌和毛细胞白血病中均有表达。之后，ECD 患者活检组织和循环单核细胞中也检测到了 BRAF V600E 突变，进一步证实 ECD 是一种克隆性疾病。Haroche 等研究发现：54%（13/24）ECD 患者和 38%（11/29）的 LCH 患者存在 BRAF V600E 突变。更大规模的研究表明，57%（35/61）的 LCH 患者和 51%（19/37）ECD 患者存在 BRAF V600E 突变。第一个被 FDA 批准的 BRAF V600E 抑制剂 vemurafenib（PLX4032）通过抑制突变激酶活性，从而阻止这种突变细胞的增殖和诱导死亡。Vemurafenib 治疗存在这种突变的 ECD 患者疗效显著，提示 ECD 发病机制中致癌基因 BRAF V600E 突变的决定性作用。

此外，一些 ECD 病例无 BRAF V600E 突变，而出现 NRAS Q61R 突变。Emile 等研究发现 80 例 ECD 患者中 46 例（57.5%）患者存在 BRAF V600E 突变，17 例 ECD BRAF V600E 野生型患者中 3 例检测到 NRAS 突变。NRAS 突变的发现进一步提示 Ras/Raf/MEK/ERK 通路在 ECD 发病中的重要作用。

三、临 床 表 现

ECD 的临床表现异质性显著,可以表现为无症状的单一病变,也可以表现为威胁生命的多系统损害,且可能伴发一系列的全身症状(超过 20% 患者),包括发热、衰弱、体重下降和盗汗等,血清炎症蛋白如 C 反应蛋白(CRP)也常常显著升高。病变虽然主要侵犯长骨、腹膜后组织、主动脉周围等,但几乎全身任何部位都可能累及。

ECD 的中位诊断年龄约为 56 岁,男性是女性的 3 倍左右,而中位发病年龄约为 52 岁,中位误诊时间达 48 个月。这主要和 ECD 的临床表现非特异性以及异质性很大有关。首发症状包括骨痛、尿崩症、突眼、癫痫发作、鼻窦炎等。

(一)骨骼病变

96% 的 ECD 患者存在骨骼受累,而只有约 50% 的病例病程中出现骨痛症状,以骨痛为首发症状的患者仅 10%。发作部位主要位于四肢长骨,呈对称性,最常见于股骨、胫骨和腓骨,少见于尺骨、桡骨和肱骨。骨痛常出现在膝和踝关节。ECD 骨骼受累的经典影像学表现是骨质硬化,偶有硬化和溶解病变混合存在。LCH 患者的骨骼病变多为溶解病变,而不是硬化。ECD 患者骨质硬化双侧对称性分布在贯穿长骨的干骺端区域。

(二)中枢神经系统病变

虽然骨骼是 ECD 最常累及的器官,但 98% 的患者可以有骨外表现。其中,中枢神经系统(CNS)受累在骨外表现中最为常见,且症状多种多样。由于 CNS 受累多见,诊断 ECD 时应常规进行头部增强磁共振或 CT 的影像学检查。腰穿无益于诊断,因为异常组织细胞通常不进入脑脊液中。Arnaud 等报道约 51% 的 ECD 患者存在中枢神经受累,占所有死亡病例的 29%。病变的位置、大小和性质决定患者的临床表现。这些临床表现根据发生频率依次是尿崩症、突眼、小脑性共济失调、全垂体功能减退和视乳头水肿。中枢尿崩症是最常见的 ECD 中枢神经系统表现,89% 的 ECD 患者存在尿崩症,78% 的患者存在垂体前叶功能缺陷。国内张利娟等也报道了一例以尿崩症和视力下降为主要临床表现的 ECD 病例。

脑实质病变可以影响神经轴,因此相关症状多种多样,从局部压迫产生的症状到全身受到影响均可见到。小脑齿状核和脑桥是最常见受累的部位,且为 MR 钆增强病灶,因此应该和转移癌、脱髓鞘病变、炎症和脑白质病变相鉴别。

突眼多为双侧,是常见表现之一,约 25% 的患者可以出现。通常并不严重,但一部分患者可以出现球后疼痛、复视或视野缺损,这是眼球周围神经和肌肉受累造成。药物治疗可能缩小球后占位,无效时只能进行外科手术清创。

(三) 心血管系统病变

约 20% 的 ECD 患者主诉有心脏症状,而心脏受累的发生率高达 40% 以上,且与不良预后相关,死亡率约 60%。心血管系统受累的表现因病变位置和大小而不同。这些病变造成不同的临床表现:充血性心衰、心肌梗死、血栓栓塞、心脏重塑、瓣膜的功能障碍、缺血和外周水肿等。

心血管系统最常见的病变是主动脉周围鞘状包绕,以胸主动脉(55%)和腹主动脉(57%)为主,称为 "coated aorta(包被主动脉)",是 ECD 的标志性改变。动脉周围炎可延及主动脉分支,包括肾动脉、髂动脉和颈动脉等。其中肾动脉受累常常引起肾性高血压(约 16%),需要动脉支架置入扩张。颈动脉狭窄导致脑缺血,肠系膜上动脉受累引起肠系膜缺血等。ECD 累及静脉罕见。

心包浸润是 ECD 累及心血管系统的第二常见表现,也是最常见的心脏表现(约 24%~30% 患者)。心肌受累的几率仅次于心包,主要表现为心肌肥厚,特别是右心房。回顾性心血管影像检查(心脏 MRI 或 CT 扫描)显示高达 70% 的患者有心血管受累,其中右房异常浸润占 49%,包括 30% 的右房假性瘤样浸润和 19% 的房室沟浸润。

截至目前,已有超过 20 例冠脉浸润导致的心肌梗死病例报道,一些患者因此而致死。在一组 53 例的报道中,17% 的患者出现症状性心瓣膜病(主动脉瓣和二尖瓣反流),其中 3 例接受了瓣膜置换术。

ECD 相关的 ECG 异常为 PR 段缩短,窦房阻滞,窦性心动过缓,二尖瓣型 Q 波异常,ST-T 异常和轻度的 ST 升高。

(四) 肺部受累

ECD 累及肺部通常无症状,或为隐匿进展数月或数年的干咳和呼吸困难,进行性加重提示预后不良。Arnaud 等报道 43% 的 ECD 患者存在肺受累,呈典型的淋巴管分布模式,主要病理生理是小叶间隔增厚,间质性肺炎。有高达 50% 的患者肺部影像学显示病理性改变,包括肺间质浸润,磨玻璃影或小叶中央病变。支气管肺泡灌洗液检测到 CD68(+)、CD1a(−)的组织细胞支持肺 ECD 的诊断。肺功能检查通常为轻度限制性通气功能障碍,伴一氧化碳扩散能力(DLCO)正常或下降。动脉血气结果一般无异常。然而,随着疾病进展可能出现缺氧、高或低碳酸血症。肺部广泛浸润和纤维化可能导致严重的心肺症状,甚至心肺衰竭。

(五)腹膜后和肾脏受累

约 30% 的 ECD 患者出现腹膜后浸润。大多数腹膜后纤维化的 ECD 患者无临床症状。有些出现排尿困难和腹痛。查体时可扪及增大的肾脏。CT 上表现为肾脏周边不规则脂肪浸润影,出现特征性"毛肾"(hairy kidney)改变。注射碘造影剂后病变强化,这一点可与肾脏本身病变相鉴别。肾周浸润可能累及肾窦及双边输尿管,结果导致肾积水和肾功能下降,纤维化最易累及中段和远段输尿管,可能需要输尿管支架置入甚至肾切除术。ECD 腹膜后浸润需与特发性腹膜后纤维化(IRP)相鉴别,IRP 易累及下腔静脉和盆腔输尿管,这在 ECD 罕见,有助于二者鉴别。此外,ECD 肾上腺受累多为双侧。Haroche 等报道 1 例因 ECD 肾上腺受累导致的肾上腺功能不全。

(六)其他临床表现

1. 内分泌受累 病理性组织细胞很少浸润到垂体,因此鲜有高泌乳素血症、促性腺激素不足,或胰岛素样生长因子缺乏(IGH)等表现。肾上腺浸润和功能下降不断有病例报道。最常见的内分泌异常包括尿崩症(25%),尿崩症通常是首发症状,很少在病程治疗中出现。即使如此,尿崩症也常常被忽略,中位诊断延误时间为 5 年。

2. 皮肤病变 黄斑瘤(边界清楚的眶周黄色皮下脂肪沉积)和黄色瘤(眶周以外的其他部位)是 ECD 患者最常见的皮肤改变,发生率约 30%。这些病变与青少年黄色肉芽肿(JXG)不容易鉴别,而且 ECD 中组织细胞的形态和免疫组化与 JXG 相同。因此,鉴别 JXG 和 ECD 主要依靠临床表现,JXG 罕见多系统受累。

3. 其他 ECD 还可以累及其他部位,例如消化道、乳腺、肌肉等。

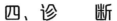

四、诊　断

诊断 ECD 充满挑战,最常见的临床表现,例如骨痛、神经系统病变、全身症状等,通常缺乏特异性。做出正确诊断主要依赖病理学和影像学的检查结果。2014 年国际组织细胞协会公布了 ECD 的最新诊疗指南。

(一)影像学标准

影像学诊断标准包括:①X 线射线照片:双侧对称性长骨骨干和干骺端骨质硬化。②^{99m}Tc 骨扫描:对称的长骨远端 ^{99m}Tc 标记信号异常增强。仍有 4% 的患者出现阴性结果,此时需要病理组织检查以确证。PET 检查敏感性并不比骨扫描更高。

全身 PET 能够同时评估 ECD 累及的病变部位最多(图 8-1,见文末彩插)。MRI 可以评估 ECD 的 CNS 表现,CT 可以描述颅骨骨骼和鼻窦病变,超声心动图可以检查心脏受累和特别是心包积液。增强 / 平扫的 CT 扫描可以观察到腹膜后,主动脉周("coated aorta,包被主动脉"),特别是肾周的病变("毛肾")。血管造影术可以评估由于血管周浸润造成的狭窄,肾动脉受累。逆行性尿路造影术可用于评估尿道的压迫。高分辨率 CT 可评估肺或胸膜受累。乳房 X 光检查可能发现罕见的乳房病变。

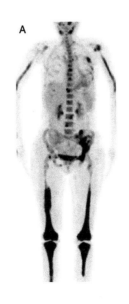

A

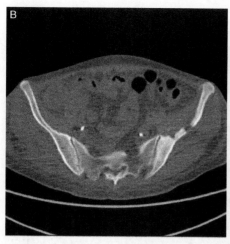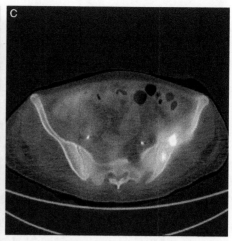

图 8-1　ECD 患者 PET-CT 扫描

A. ECD 患者全身 PET-CT 成像，显示对称性长骨 FDG 高摄取，多个椎体和
左侧髂骨高代谢灶；B. 盆腔 CT（横断面）显示左侧髂骨骨质破坏；
C. 相应层面的 PET-CT 示左髂骨溶骨破坏和 FDG 高摄取

（二）病理特点

ECD 病变组织的主要病理特点是泡沫状非朗格汉斯组织细胞（Touton 细胞）在其他器官或组织中浸润，胞质嗜伊红染色阳性（图 8-2，见文末彩插）。病变中其他组成细胞包括淋巴细胞、富含脂质的巨噬细胞或组织细胞，并有纤维组织浸润包绕。

免疫组织化学（IHC）染色提示组织细胞来源，CD68（+），但 CD1a（−），S-100（阴性 / 低表达），这与 LCH 不同。除表达 CD68 外，细胞尚表达 CCR1、CCR2、CCR3、CCL2、CCL4、CCL5、CXCR3，弱表达 CCL19。ECD 中组织细胞的形态和组化特点与幼年黄色肉芽肿（JXG）一致，也有学者提出 ECD 是 JXG 非皮肤受累的一种变异形式。

细胞超微结构：缺乏 Birbeck 颗粒。而 LCH 的组织细胞中具有 Birbeck颗粒。

病理组织还需进行 BRAF V600E 突变检测。

（三）ECD 分型

见表 8-1。

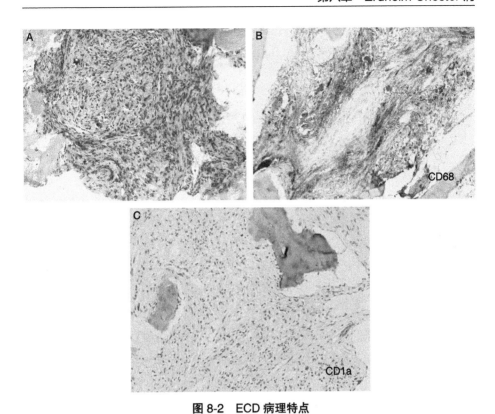

图 8-2 ECD 病理特点

A. 左侧髂后骨髓活检见大量泡沫样巨噬细胞浸润,继发纤维化(HE 染色);
B. CD68 染色强阳性考虑为组织细胞来源;C. CD1a 染色阴性(放大倍数 10×40)

表 8-1 ECD 分型(国际组织细胞协会 2016 年)

ECD 亚型	根据临床症状和器官受累表现
ECD 经典型 ECD 未累及骨 骨髓增殖 / 骨髓异常增生性疾病相关 ECD 皮肤外或播散型 JXG 伴有 MAPK 激活突变或 ALK 易位 ECD 和 LCH 混合型	无症状或轻微症状型 　皮肤为主型 　无症状骨病型 症状性 ECD 　心脏、腹膜后、眶周 - 颅内、肺部为主型, 　多系统受累

注:ECD 和 LCH 同属朗格汉斯组织细胞来源类型

五、鉴别诊断

(一) 朗格汉斯细胞组织细胞增生症(LCH)

LCH 是最为常见的一种组织细胞增生症,同样会出现骨骼病变、突眼、尿崩症、肺部受累等,且基因检测部分患者伴有 BRAF V600E 突变阳性,甚至有些患者 LCH 和 ECD 同时出现或相继诊断。以下方面有助于鉴别:

1. 发病年龄 尽管任何年龄段都可发病,但 LCH 以儿童居多,90% 患者在 30 岁以前诊断。而 ECD 的中位发病年龄为 56 岁,且男性为女性的 3 倍。ECD 极为罕见,至 2015 年 10 月全球仅报道 700 余例,除非有确凿证据,否则不应首先考虑。

2. 临床表现 虽然有共同点,但 LCH 骨骼病变以溶骨破坏为主,ECD 以长骨对称性炎性病变为主。LCH 皮肤黏膜病变主要为湿疹样、丘疹或结节、溃烂溢脓等;ECD 皮肤病变主要为黄斑瘤或黄色瘤样改变。LCH 可累及肝、脾和淋巴结;ECD 不累及这些部位,占位性病变多在腹膜后。ECD 心血管受累较为特征性,主要是病变包绕主动脉及主要分支,累及心包心肌等;而 LCH 鲜有。ECD 累及肾周、肾上腺、肾动脉;LCH 一般不出现。

3. 病理特点 LCH 的基本病理特点为肉芽肿形成,由明显增生的朗格汉斯细胞(LC)、嗜酸性粒细胞、中性粒细胞、淋巴细胞、血管及纤维组织细胞组成。可形成中心坏死并破坏组织的正常结构。电镜检查显示 LC 胞质中出现特征性的 Birbeck 小体,为 LC 特征性的细胞器。组织化学 CD68(+),CD1a(+),S100(+)。ECD 的组织细胞为泡沫样组织细胞,胞质缺乏 Birbeck 小体。组织化学 CD68(+),CD1a(−),S100 少数阳性。(详见表 8-2)

(二) 腹膜后纤维化

腹膜后纤维化是一种罕见的、原因不明的、以腹膜后纤维化为特点的非特异性炎症反应。可能与自身免疫发型或过敏性疾病有关。组织学上早期为多灶性脂肪变性坏死,炎症细胞浸润;中期纤维细胞增生;后期则出现新生血管、肉芽肿形成并机化。特发性通常发生于肾门水平至髂动脉分叉的腹主动脉周围,伴有明显主动脉硬化。肿块可侵犯邻近组织造成压迫梗阻改变。因此,腰痛、肾积水是本病的特征;也可有缺血性肠病和下肢深静脉血栓等表现。病理

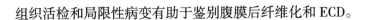

组织活检和局限性病变有助于鉴别腹膜后纤维化和 ECD。

（三）IgG4 相关疾病（IgG4 related disease，IgG4RD）

IgG4 相关疾病是一种特发性、系统性、纤维炎症性疾病，是由 IgG4 淋巴细胞介导的一种慢性进行性自身免疫性疾病。本病 21 世纪初才被逐渐认识。病理特点为 IgG4 阳性的浆细胞和淋巴细胞浸润，并有纤维化和硬化改变。血清 IgG4 不同程度升高。临床表现为假性肿瘤样包块侵及周围组织，常见表现包括自身免疫性胰腺炎、腹膜后纤维化、米库利次病、硬化性胆管炎、间质性肾炎等。这些临床表现可能与 ECD 相混淆，且几年来检测发现部分 ECD 患者血清 IgG4 升高。主要鉴别要点：①病理检查仍然是最关键的鉴别手段；②临床表现 ECD 更为多样，包括累及骨骼、心血管系统等；③ BRAF V600E 突变一般在 ECD 中出现。

（四）Rosai-Dorfman 病（RDD）

Rosai-Dorfman 病（RDD）是一种罕见的淋巴增殖性疾病，又称窦组织细胞增生伴巨大淋巴结病（SHML）。好发于 20 岁以下儿童或青少年，是一种良性自限性疾病，绝大多数患者能够治愈，但也有少数人复发，甚至进展致死。病理特点为在显著扩张的淋巴结窦中充满吞噬性组织细胞。临床上 RDD 主要表现受累部位淋巴结明显肿大，融合成巨块状。结外器官包括皮肤软组织、腺体、呼吸道等，甚至 CNS。上述表现与 ECD 有相似之处，且 ECD 可合并 RDD。鉴别要点主要是病理特点和特征性临床表现。（表 8-2）

（五）霍奇金淋巴瘤（HL）

霍奇金淋巴瘤（HL）的病理特点是病变淋巴结中 R-S 肿瘤细胞少，而背景中的炎性细胞混杂，包括淋巴细胞、浆细胞、嗜酸性粒细胞和中性粒细胞等。可能有坏死、肉芽肿等形成。虽然以累及淋巴结为主要表现，但结外部位包括骨骼、肺脏、肝脏等都有可能累及。因此病理特点和临床表现都和 ECD 有相似之处。但 HL 的发病率远高于 ECD，HL 少累及心血管系统，累及肺脏以块状占位为主而并非肺间质改变。然而最根本的鉴别手段是病理检查结果。另外，尽管 BRAF V600E 突变并不特异，但未见 HL 阳性报道。

表 8-2 ECD、LCH 和 RDD 的鉴别

	ECD	LCH	RDD
组织学特点			
CD68	+	+	+
CD163	+	+	+
CD1a	-	+	-
CD207	-	+	-
S100	- 或弱 +	+	+
FXⅢa	+		
Touton 巨细胞	+	-	-
其他组织学特点	黄色瘤,纤维化	电镜显示 Birbeck 颗粒	吞噬淋巴细胞现象
器官受累			
皮肤	黄色瘤	鳞状红斑	硬性丘疹
心血管	心包积液,心肌浸润,右房占位,主动脉鞘(包被主动脉)	偶有报道	偶有报道
肺部	小叶间隔增厚,磨玻璃影和小叶中心渗出	上肺和中肺出现结节性或囊性改变	偶有报道
腹膜后	肾周浸润	偶有报道	偶有报道
肝脾	罕见	不常见,提示预后不良	偶有报道
骨	股骨,胫骨,骨痛	颅骨,远端肢体,骨盆,肩胛骨	偶有报道
淋巴结	偶有报道	不常见,提示预后不良	深浅淋巴结肿大
CNS	小脑和脑干病变,硬脑膜病变,脑实质病变	小脑和脑干病变,硬脑膜病变,脑实质病变,非浸润性退行性变	硬脑膜病变

六、治 疗

目前报道用于 ECD 的治疗很多,但没有一项随机对照临床试验。早期曾尝试过激素和细胞毒药物(包括长春碱类,蒽环类,环磷酰胺等),甚至自体干细胞移植,但临床疗效不佳。一些患者接受外科手术有一定效果,尤其是颅内病变或球后占位。由于 ECD 是慢性罕见性疾病,经过长期治疗,大多数患者可达到疾病稳定。因此药物耐受性是治疗的关键所在。

（一）干扰素 -α

干扰素 -α（IFN-α）自 2005 年首次报道治疗 ECD 有效之后，已经成为症状性 ECD 治疗的一线选择。在一项纳入 46 例 ECD 患者的研究中，应用 IFN-α 或聚乙二醇干扰素（PEG-IFN-α）与其他治疗相比显著延长患者总生存期。对治疗有反应的部位首先是皮肤，其次是中枢神经系统、垂体、肺和心脏。Hervier 等用大剂量的干扰素治疗 27 例 ECD 患者，46% 的患者症状得到改善，21% 的患者病情稳定，总有效率为 67%。

治疗剂量一般推荐 3MU 每周三次，对于 CNS 或心血管受累患者则建议应用 9MU 每周三次。应用时长并不确定。不良反应主要包括全身不适（发热、乏力、肌痛和关节痛），胃肠道症状，抑郁症，脱发和骨髓抑制。PEG-IFN-α 耐受性更好，推荐剂量为 180μg/ 周。

（二）细胞因子

1. IL-1 受体拮抗剂（anakinra） 该药取得了令人鼓舞的成果，也是 2014 年 ECD 国际共识推荐的一线治疗药物。按照每天 1~2mg/kg 给药，骨痛和全身症状改善最为显著，甚至 1 例患者的心脏病变还得到了缓解。常见不良反应包括头痛、关节痛和注射部位局部反应等。

2. 白细胞介素 -6 受体单克隆抗体（tocilizumab）和 TNF-α 单克隆抗体（infliximab） 目前两种药的临床试验正在进行中。Infliximab 对 IFN-α 耐药的心脏病变患者达到令人鼓舞的效果。

（三）丝氨酸 / 苏氨酸激酶抑制剂

1. BRAF 抑制剂 BRAF 抑制剂 vemurafenib 在 ECD 患者中进行了一线和二线的临床研究。据报道，共有 11 例患者应用了 vemurafenib，疗效非常肯定。最大的一个队列共纳入 8 例 ECD 患者，其中 4 例为 ECD-LCH 重叠，均有 CNS 和（或）系血管系统受累。Vemurafenib 剂量为 480mg，2 次 / 天，所有患者均有效，中位随访 10.5 个月。但所有患者都出现 2~3 度皮肤不良反应，一例患者在用药 6 个月时因诊断皮肤鳞癌停药。因此，一线治疗（包括 IFN-α 或 anakinra）失败后应该考虑 BRAF 抑制剂。但考虑到可能加速 RAS 介导的致肿瘤作用，vemurafenib 治疗疗程仍不确定，目前正在进行的前瞻性临床研究应该可以给出答案。

2. 甲磺酸伊马替尼　已有病例报道证实甲磺酸伊马替尼对一些组织细胞疾病有效,该药是 ECD 的二线治疗药物之一。虽然组织细胞疾病无已知的 KIT、ABL 或 PDGFR 突变,一些 ECD 患者病灶仍有大量 PDGFR-b 表达。一线治疗失败后理论上可以选择这类药物,但报道的 7 例患者应用伊马替尼的疗效却并不一致。

(四) 克拉屈滨(cladribine,2-cda)

目前只有病例报道,可作为 ECD 的二线治疗选择。Sheidow 等使用克拉屈滨治疗一例眼眶受累的 ECD 患者。Myra 等报道克拉屈滨可使 ECD 患者症状显著好转。Adam 等报道中枢神经系统 ECD 病变经过基于克拉屈滨的方案治疗后达到部分缓解。克拉屈滨的副作用为剂量相关的骨髓抑制和神经毒性。有报道患者在克拉屈滨治疗过程中出现短暂失明。故克拉屈滨的使用过程中需密切监测。

七、预　后

所有患者开始治疗后均应该每 3~6 个月进行一次 FDG-PET 检查。待疾病稳定后延长检查间隔时间。对特定受累器官的影像学评估也是如此。ECD 缺乏特异性血清生物学指标,C 反应蛋白(CRP)升高见于诊断时 80% 的患者,检测 CRP 水平可能对判断疗效有帮助。

早年对 ECD 随访表明预后不佳,中位随访 32 个月仅有 43% 的患者存活。干扰素开始应用后,患者生存期也有显著改善,5 年 OS 可达 68%。随着 BRAF 抑制剂和其他生物制剂的应用,ECD 患者的生存期仍在持续改善中。

(陈　苗　庄俊玲)

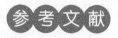

1. Chester W. Lipoidgranulomatose. Virchows Arch Pathol Anat,1930,279:561-602.

2. Veyssier-Belot C,Cacoub P,Caparros-Lefebvre D,et al. Erdheim-Chester disease. Clinical and radiologic characteristics of 59 cases. Medicine(Baltimore),1996,75:157-169.

3. Gong L,He XL,Li YH,et al. Clonal status and clinicopathological feature of Erdheim-Chester

disease. Pathol Res Pract,2009,205(9):601-607.

4. Arnaud L,Gorochov G,Charlotte F,et al. Systemic perturbation of cytokine and chemokine networks in Erdheim-Chester disease:a single-center series of 37 patients. Blood,2011,117 (10):2783-2790.

5. Aouba,A. Georginlavialle S. ,Pagnoux C. ,et al. Rationale and efficacy of interleukin-1 targeting in Erdheim-Chester disease. Blood,2010,116(20):4070-4076.

6. Dagna L,Corti A,Langheim S,et al. Tumor necrosis factor alpha as a master regulator of inflammation in Erdheim-Chester disease:rationale for the treatment of patients with infliximab. J Clin Oncol,2012,30(28):e286-290.

7. Mazor RD,Manevich-Mazor M,Shoenfeld Y. Erdheim-Chester Disease:a comprehensive review of the literature. Orphanet J Rare Dis,2013,8(1):137-149.

8. Emile JF,Charlotte F,Amoura Z,et al. BRAF mutations in Erdheim-Chester disease. J Clin Oncol,2013,31(3):398.

9. Haroche J,Cohen-Aubart F,Emile JF,et al. Dramatic efficacy of vemurafenib in both multisystemic and refractory Erdheim-Chester disease and Langerhans cell histiocytosis harboring the BRAF V600E mutation. Blood,2013,121(9):1495-1500.

10. Haroche J,Arnaud L,Amoura Z. Erdheim-Chester disease. Curr Opin Rheumatol,2012,24 (1):53-59.

11. Arnaud L,Hervier B,Neel A,et al. CNS involvement and treatment with interferon-alpha are independent prognostic factors in Erdheim-Chester disease:a multicenter survival analysis of 53 patients. Blood,2011,117(10):2778-2782.

12. Wilejto M,Abla O. Langerhans cell histiocytosis and Erdheim-Chester disease. Curr Opin Rheumatol,2012,24(1):90-96.

13. Haroche J,Arnaud L,Cohen-Aubart F,et al. Erdheim-Chester disease. Rheum Dis Clin North Am,2013,39(2):299-311.

14. Berti A,Ferrarini M,Ferrero E,et al. Cardiovascular manifestations of Erdheim-Chester disease. Clin Exp Rheumatol,2015,33(2 Suppl 89):155-163.

15. Haroche J,Cluzel P,Toledano D,et al. Images in cardiovascular medicine. Cardiac involvement in Erdheim-Chester disease:magnetic resonance and computed tomographic scan imaging in a monocentric series of 37 patients. Circulation,2009,119(25):e597-e598.

16. Arnaud L,Pierre I,Beigelman-Aubry C,et al. Pulmonary involvement in Erdheim-Chester disease:a single-center study of thirty-four patients and a review of the literature. Arthritis Rheum,2010,62(11):3504-3512.

17. Diamond EL, Dagna L, Hyman DM. Consensus guidelines for the diagnosis and clinical management of Erdheim-Chester disease. Blood, 2014, 124(4):483-489.

18. Emile JF, Abla O, Fraitag S, et al. Revised classification of histiocytoses and neoplasms of the macrophage-dendritic cell lineages. Blood, 2016, 127(22):2672-2681.

19. Gianfreda D, Musetti C, Nicastro M, et al. Erdheim-Chester disease as a mimic of IgG4-related disease: a case report and a review of a single-center cohort. Medicine(Baltimore), 2016, 95(21):e3625.

20. Hervier B, Arnaud L, Charlotte F, et al. Treatment of Erdheim-Chester disease with long-term high-dose interferon-alpha. Semin Arthritis Rheum, 2012, 41(6):907-913.

21. Dagna L, Corti A, Langheim S, et al. Tumor necrosis factor α as a master regulator of inflammation in Erdheim-Chester disease: rationale for the treatment of patients with infliximab. J Clin Oncol, 2012, 30(28):e286-e290.

22. Haroche J, Cohen-Aubart F, Emile JF, et al. Reproducible and sustained efficacy of targeted therapy with vemurafenib in patients with BRAF(V600E)-mutated Erdheim-Chester disease. J Clin Oncol, 2015, 33(5):411-418.

23. Utikal J, Ugurel S, Kurzen H, et al. Imatinib as a treatment option for systemic non-Langerhans cell histiocytoses. Arch Dermatol, 2007, 143(6):736-740.

24. Myra C, Sloper L, Tighe PJ, et al. Treatment of Erdheim-Chester disease with cladribine: a rational approach. Br J Ophthalmol, 2004, 88(6):844-847.

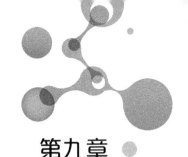

第九章
朗格汉斯细胞组织细胞增生症

一、简　介

朗格汉斯细胞组织细胞增生症（Langerhans cell histiocytosis，LCH）是一类少见的特殊类型的组织细胞疾病，以朗格汉斯细胞异常克隆增生后浸润某些组织或器官为特征。该病可见于胎儿至老年各个年龄段，但好发于儿童，近年来国外研究统计儿童 LCH 发病率为每年 4~5/100 万，1~5 岁为高发人群，男女比例约 1.5~3.7∶1。本病临床表现具高度可变性，轻则表现为骨、皮肤、垂体等单一系统病变，重则可表现为有潜在致命风险的多器官受累，疾病进程也有很强的异质性，部分病变可自然消退，同时，部分患者也会有危及生命的严重结局发生。

二、发病机制

LCH 的发病机制尚不明确，针对该病究竟是炎性增生还是克隆性疾病的争论一直存在，疾病的发生发展模式近期出现了大幅度的变化。首先，LCH 细胞的转录组已被证明与未成熟髓样树突状细胞具有共同性，而不是表皮朗格汉斯细胞。已有多项 BRAF V600E 突变已被证实存在于 38%~64% 的 LCH 患者，并可使用 BRAF V600E 的特异性小鼠单克隆抗体（VE1 抗体）鉴定出良好的相关性。相关研究发现，在高危 LCH 患者中，BRAF V600E 突变可在循环 CD11c 和 CD14 细胞以及骨髓 $CD34^+$ 细胞中检测到，而在低危患者中，BRAF V600E 突变则仅存在于局部病灶的 $CD207^+$ 细胞中，表明不同危险度患者可能存在生物学差异，即高危患者可能存在祖细胞的体细胞突变，而低危患者则仅具有组织限局性树突状细胞的突变。BRAF V600E 突变与疾病复发风险有关，但未发现与疾病分组或临床特点有相关性。由于 BRAF V600E 突变的存在，

LCH 目前被认为是一种肿瘤性疾病,BRAF V600E 突变亦可存在于其他良性疾病,故 LCH 又被称为"炎性髓系肿瘤"。

尽管只有半数以上的 LCH 患者中存在 BRAF V600E 突变,但却在所有患者中均发现 RAS-RAF-MEK-ERK 通路被激活。一些情况下,途径的激活缘于 BRAF 的其他突变,如 BRAF V600DLAT 突变和 BRAF V600D 突变。除 BRAF 突变外,最常见的突变靶点为 MAP2K1,见于约 25% 的 LCH 患者,与 BRAF 突变是相互独立存在的。与其他肿瘤性疾病一样,MAP2K1 突变可以激活 MEK1 的激酶活性,此外,有研究发现 LCH 患者存在另外一些突变基因,但这些基因突变不具可重复性,且并不存在于具有 BRAF 或 MAP2K1 突变以外的 20%~25% 的 LCH 患者中。这些基因在 LCH 的发病机制中的作用,以及其他因素,如免疫因素是否在某种程度上影响 LCH 的发生,尚需更深入的研究。

三、临 床 表 现

LCH 患者临床症状由于受累器官多少和部位的不同差异很大,几乎任何器官均可受累。先天性 LCH 或新生儿 LCH 如病变范围局限,有自然消退的可能,但如为多系统合并危险器官受累,则存在相当高的死亡率。在单一非危险器官受累(如皮肤、骨、淋巴结、胸腺、垂体、甲状腺)时,通过局部病灶切除和(或)保守治疗多数患儿可被治愈,而多系统受累 LCH,尤其是伴有危险器官受累则多为慢性进行性加重,易复发,且经常导致不可逆的后遗症或危及生命。

骨骼是 LCH 最常见受累部位(图 9-1),可见于 70% 以上的 LCH 患者,任何骨骼均可受累,但以扁平骨受累较多见。颅骨的溶骨性病变是最具特征性的,椎骨、下颌骨、肋骨、骨盆骨和近端长骨是典型的易受累部位。病变可由局部磕碰诱发,伴有疼痛,常伴有周围软组织受累,临床上易被误诊为外伤。如 LCH 仅有骨骼受累时,通常预后良好,有时会在几个月至几年内自愈,但亦有可能产生严重不可逆的并发症,如眶骨受累引起视力损害或眼球突出,乳突受累引起传导性耳聋,颌骨受累引起牙齿缺失以及椎骨受累引起的脊髓麻痹等。LCH 骨破坏在 X 线平片通常显示具有尖锐边缘的溶骨性"穿凿"样病变,可伴有周围软组织肿胀。扁平骨的病灶由虫蚀样至巨大缺损,形状多不规则,脊椎多为椎体破坏,受压变窄可呈扁平椎,但一般椎间隙不狭窄。长骨病变多位于骨干,为囊状缺损,单发或互相融合。

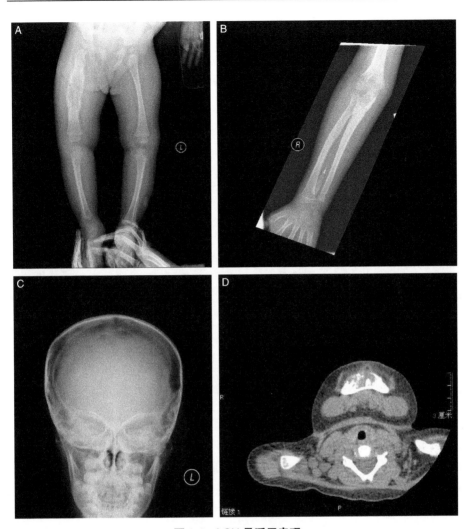

图 9-1　LCH 骨受累表现

A. 右侧股骨上段增粗,骨干骨质破坏,局部膨胀且骨质密度不均匀,周围见骨膜反应;
B. 右尺骨、桡骨近端及肱骨远端骨破坏;C. 颅骨多发溶骨性骨破坏;
D. 下颌骨正中偏右可见多发大小不等不规则骨破坏区

　　皮疹亦为常见症状(图 9-2,见文末彩插),近 50% 的患者于起病早期出现,主要分布于躯干、头皮和耳后。皮疹在疾病不同阶段可有各种各样的表现,包括红斑、丘疹、结节、瘀点、囊泡、结痂的斑块和脂溢样病变,也可以存在生殖器或腹股沟区域中的溃疡性损伤。皮疹触摸时有棘手感,脱痂后留有色素脱失的白斑或色素沉着。各期皮疹可同时存在,常成批出现,此起彼伏。

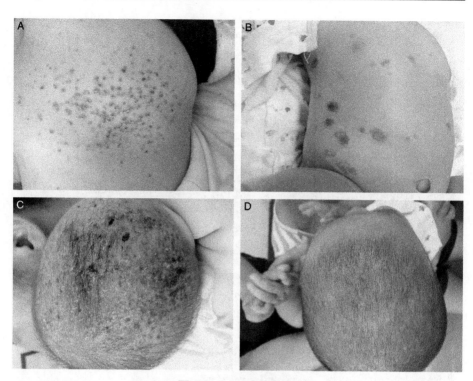

图 9-2 LCH 皮疹特点
A. 腹部红色丘疹,部分结痂脱屑;B. 结节状皮疹,部分溃疡结痂;
C. 头皮结痂脂溢样皮疹;D. 皮疹消退后遗留色素脱失斑

淋巴结可以是 LCH 唯一受累部位,亦可作为相邻骨或皮肤病变受累的一部分,另外,也可为多系统受累其中之一。临床表现通常为无痛性淋巴结肿大,最常见受累部位为颈部、腹腔、腹股沟、腋下或腹膜后。CT、磁共振成像(MRI)和 18F- 氟脱氧葡萄糖正电子发射断层扫描可以定义淋巴结受累的程度,并可扫描骨骼和全身病变。

肝脏通常作为多系统受累部位之一,而单一受累较罕见。在多系统 LCH 的疾病早期,由于巨噬细胞活化产生高细胞因子血症,有可能出现一过性肝肿大和低蛋白血症,但这并不能被认定为"肝脏受累"。LCH 肝脏受累是一个潜在进展为胆汁淤积的过程,硬化性胆管炎是特征性表现,通常可进展为胆汁性肝硬化,因此,γ- 谷氨酰转移酶(GGT)升高是一个敏感的早期标志物。由于 LCH 肝脏受累仅表现较大胆管的局灶性受累,故肝脏活检假阴性比较多见,通常仅可见硬化性胆管炎表现,偶尔可于胆管基底膜内发现 LCH 细胞聚集,因此,如果其他部位活检已证实 LCH 诊断,胆红素和 GGT 升高即可作为肝受累依据。

脾受累亦为 LCH 多系统受累器官之一,以脾肿大为主要诊断依据,一般通过其他部位确诊 LCH,而脾组织穿刺活检由于风险大很少进行。同时,LCH 合并噬血细胞综合征及肝硬化时也会出现脾脏增大,临床需注意与脾脏受累相鉴别。

血液系统受累表现为血常规两系或两系以上减低,可有严重的贫血和血小板减少,通常见于多系统受累患者。骨髓活检仅可见到少量 CD1a[+] 的朗格汉斯细胞,而免疫组化更常有阳性发现。噬血细胞综合征在多系统受累患儿并不少见,尤其是伴有发热的患儿,这也可能是导致血细胞减少的机制之一,LCH 还可继发骨髓病态造血和(或)骨髓纤维化。

肺部受累在儿童中的发病率低于成人,儿童 LCH 肺部受累通常是多系统病变的一部分。临床表现常不典型,呼吸急促通常是第一个也是唯一的临床征兆,此外也可表现为咳嗽、呼吸困难、胸腔积液和复发性气胸。在多系统受累 LCH 的儿童中,肺受累可能不是影响预后的独立危险因素,但如果没有及时有效的诊治,疾病也会有较严重的进展或发生呼吸功能不全等严重的并发症。在解剖学上,肺部病变位于支气管周围,通过高分辨 CT 可以得到最佳显示,典型的影像学改变为磨玻璃样、网格样或囊样间实质病变,病变后期可出现囊性病变融合,出现囊泡甚至气胸等严重病变(图 9-3)。

关于中枢神经系统受累(图 9-4),最初的认知局限于垂体受累引起的尿崩症。近年来,基于中枢受累广泛的症状和体征,其病变类型主要有两种:一种为朗格汉斯细胞浸润组织细胞引起的假肿瘤病变,最常见的表现为垂体浸润;

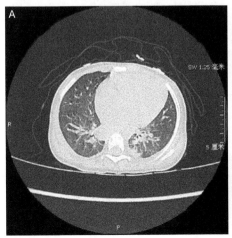
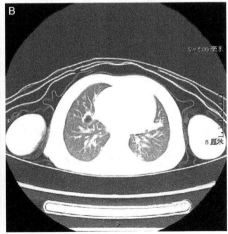

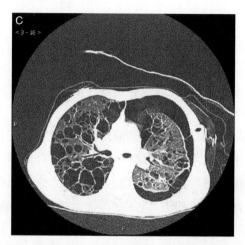

图 9-3 LCH 肺受累 CT 表现
A. 肺内间实质病变,两背侧肺野内可见片状高密度影及索条影;B. 两肺多发团块、结节灶,部分形成含气空洞;C. 多发囊泡,部分融合破裂形成气胸

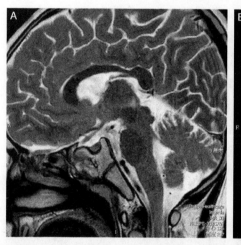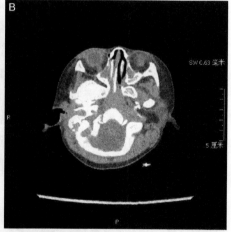

图 9-4 LCH 中枢神经系统受累
A. 垂体后叶高信号消失;B. 颅底多发骨质破坏

另一种为与神经功能恶化相关的神经退行性病变,包括共济失调、震颤、构音障碍、吞咽困难、反射亢进等表现。颅内的身体其他部位病变或某些颅骨(如眶骨、颞骨和颅底骨等)病变与中枢神经系统疾病有较高的相关性,这些特殊部位即被称为"中枢神经系统危险部位"。

胸腺受累可有三种不同的临床形式:第一,在行胸腺切除术或患有重症肌无力的患者,显微镜下可见朗格汉斯细胞聚集,这可能为局部朗格汉斯细胞增生,无需治疗。单独胸腺受累的 LCH 通常表现为囊性胸腺肿块,需与其他囊性纵隔肿块(尤其是霍奇金淋巴瘤)相鉴别,肿块可自然消退,不需要全身治疗;另外,胸腺可作为多系统受累 LCH 的一部分,且与婴幼儿患者的较高死亡率有关。

像胸腺一样,甲状腺受累也可有不同的表现形式。甲状腺可作为多系统受累表现之一,由于朗格汉斯细胞浸润甲状腺而引起的甲状腺功能减退需与下丘脑 - 垂体受累所致区别开来。经常有报道在乳头状甲状腺癌患者中发现增生的朗格汉斯细胞簇集,其中一些证实为朗格汉斯细胞局灶性增生而非 LCH,但亦有多系统受累 LCH 患者发现乳头状甲状腺癌的例子,由于二者均可存在 BRAF V600E 突变,故尚需进一步探索其间关联性。

外耳道溢脓也是 LCH 的常见症状之一,多呈慢性反复发作,对抗生素不敏感,是由于外耳道皮肤被组织细胞浸润所致,查体可见耳道内肉芽形成。

其他症状如口腔黏膜受累可表现为溃疡或牙龈肿胀,胃肠道黏膜受累可能引起呕吐、腹痛、便秘、顽固性腹泻等,此外,胰腺、肾脏也可偶尔累及。

四、诊　断

由于 LCH 可能影响身体的任何器官或系统,当皮肤、骨、肺、肝或中枢神经系统发生提示性临床症状时,应考虑该病,诊断需结合临床表现、影像学和病理学检查。病理检查是确诊本病最可靠的依据,BRAF V600E 突变有助于 LCH 的诊断。若临床和影像学高度怀疑 LCH,但病变位于特殊部位,如垂体、单个椎体及齿状突等,为明确诊断行活检术可能弊大于利,则需要临床密切观察随诊至少 6 个月,根据病情及时重新评估做活检的必要性以及除外其他恶性肿瘤。

(一)辅助检查

1. 实验室检查

(1)血常规:无特异性改变,多器官受累者常有中度以上贫血,且通常为小细胞低色素性贫血,可能与 LCH 患儿铁失利用有关。合并血液系统受累的患儿可出现白细胞下降和血小板减少,脾脏明显增大者多有全血细胞减低。

(2)血生化:肝脏受累时可表现为肝功能不良(高胆红素血症,低白蛋白血症,GGT/ALP 比值升高,转氨酶增高),除危重症患者外,肾功能、电解质等其他生化指标异常一般较少见。

（3）尿比重及渗透压测定：如尿比重在1.001~1.005，或尿渗透压<200mOsm/L，则提示可能有朗格汉斯细胞浸润累及垂体或下丘脑。

（4）骨髓检查：部分病例有骨髓增生低下，可见组织细胞增多，罕见噬血现象。血常规表现为一系至三系血细胞减少或持续原因不明的发热伴CRP升高，需警惕骨髓受累可能，进一步完善骨髓活检提示CD1a阳性和（或）CD207（即langerin）阳性。

2. 超声检查　腹部B超是了解有无肝、脾浸润最基本的无创检查手段，典型的肝脏浸润者B超可提示多发性硬化性胆管炎表现，较大胆管更易受累，可见胆囊周围病变并伴有胆管狭窄和扩张，同时可出现肝门淋巴结增大。肝内浸润初期为胆管受累后的门静脉病变，随着疾病进展，后期可能出现小叶结节。脾受累则主要表现为脏器体积增大，实质回声增强。

3. 影像学检查　X线平片仍是骨损伤鉴别诊断的基本成像方式，胸部高分辨CT检查对肺受累诊断意义重大，X线平片对于颞部、眼眶、下颌和其他颅底骨的受累诊断意义较小，如高度怀疑上述部位受累需行相应的CT检查。X线检查在LCH诊断和疗效评估中具有重要的意义，但由于射线量的限制，应尽量减少并采用低剂量CT。此外，MRI在中枢受累（如垂体）的诊断中意义较大，骨扫描主要用于骨骼受累的判断。由于LCH并非高度增殖高度恶性的肿瘤，PET-CT的意义通常比较局限。

4. 肺功能、听力、视力、眼底检查等　LCH肺受累时，肺功能常提示小气道阻塞性通气功能障碍，部分患者亦可出现限制或混合性通气功能障碍；听力、视力、眼底检查等异常需注意中枢神经系统危险部位受累，是重要的辅助手段。

5. 组织病理检查　最常见的活检部位为皮肤、骨、淋巴结等，典型病理所见光镜下病灶部位可见大量朗格汉斯细胞浸润，同时还有嗜酸性粒细胞、巨噬细胞和淋巴细胞等不同程度的增生。病程进展后，可呈黄色瘤样或纤维化，可见局灶性坏死、出血，并可见含有含铁血黄素颗粒的巨噬细胞。免疫组织化学染色S-100蛋白、CD68、ATP酶、α-D-甘露糖酶、花生凝集素、CD1a、CD207（langerin）阳性，电镜下找到具有Birbeck颗粒的组织细胞与CD207意义相同。病理检查是确诊LCH最可靠的依据，尤其是免疫组化CD1a和（或）CD207阳性是诊断本病的"金标准"。

6. BRAF V600E等基因突变检测　近年来对LCH基因异常的研究逐渐延伸，BRAF V600E基因突变检测已成为LCH诊断及治疗评估过程中重要的辅助检查项目,该基因位点突变阳性的患儿未来有可能使用 BRAF 基因靶向治疗。

(二)脏器受累界定

1."危险器官"定义

(1)血液系统受累:伴或不伴骨髓受累[骨髓活检 CD1a 阳性和(或)CD207(即 langerin)阳性;低增生,噬血细胞增多,骨髓病态造血和(或)骨纤维化是继发的现象],以下 3 项至少符合 2 项:①贫血:Hb<100g/L,婴儿 Hb<90g/L(除外缺铁性贫血);②白细胞下降:<4.0×10^9/L;③血小板下降:<100×10^9/L。

(2)脾受累:增大,左锁骨中线肋下 >2cm(查体或影像学发现)。

(3)肝受累:增大,左锁骨中线肋下 >3cm(查体或影像学发现);和(或)肝功能不良(高胆红素,低蛋白,低白蛋白血症,高 GGT/ALP,转氨酶增高,腹水,水肿);和(或)组织病理诊断。

2."特殊受累部位"定义

(1)"中枢神经系统危险部位"(以下部位受累易合并中枢神经系统浸润,故统称"中枢神经系统危险部位"):

1)"颅面部"受累:包括眶骨、颞骨、乳突、蝶骨、颧骨或筛骨;上颌骨或鼻旁窦;或颅窝。

2)"眼部"受累:突眼、眼眶浸润。

3)"耳部"受累:耳道、颞骨、乳突或颞骨岩部受累。

4)"口腔"受累:口腔黏膜、齿龈、上腭、上颌骨或下颌骨的受累。

(2)肺受累:肺部高分辨 CT 提示磨玻璃样、网格样或囊样间实质病变和(或)肺部组织病理诊断。

(三)疾病分组

根据受累部位的不同将患者分为不同的治疗组。

1. 按受累器官数目分类

(1)单器官受累组(single system LCH,SS-LCH)。

(2)多器官受累组(multisystem LCH,MS-LCH):病变累及一个以上器官。

2. 按是否有危险器官(risk organ,RO)受累分类

(1)有"危险器官"受累(RO⁺):包括肝、脾、血液系统。

(2)无"危险器官"受累(RO⁻)。

五、鉴 别 诊 断

LCH可累及几乎全身各个脏器和系统,故根据不同的临床表现需与相应系统的疾病相鉴别,鉴别点主要为活检病理:

(一)皮肤病变

LCH患者皮肤病变表现多样,可表现为斑丘疹、水疱疹、结节样皮疹等,需与湿疹、脂溢性皮炎、新生儿红斑、单纯疱疹病毒感染、水痘、幼年黄色肉芽肿病等相鉴别。

(二)骨骼病变

不同部位的骨质病变需鉴别的疾病有差异,如椎骨、长骨病变需注意除外骨髓炎及某些恶性肿瘤,颞骨病变可与慢性中耳炎、乳突炎、胆脂瘤、软组织肉瘤等鉴别,眼眶病变则与眶前蜂窝织炎、神经母细胞瘤、视母细胞瘤、脂质肉芽肿病等鉴别;颅骨、长骨和椎骨等部位的病变早期需与尤文肉瘤、骨肉瘤、神经母细胞瘤、霍奇金病等相鉴别,少数情况,在幼儿尚需注意与肌纤维瘤病鉴别。而当病变处于晚期或恢复期,鉴别诊断则更为困难,形成瘢痕的病变部位LCH细胞消失,较难通过活检手段鉴别。

(三)肺部病变

需注意除外某些肺部间实质疾病,如卡氏肺孢子虫肺炎、支原体肺炎、粟粒性肺结核、结节病等;与骨病变类似,当肺部病变进展为纤维化或蜂窝结构时,LCH细胞消失,较难与其他病因所致囊性肺疾病相鉴别。

(四)肝脏病变

肝脏受累主要表现为黄疸、肝功损害、低白蛋白血症等,需要鉴别的疾病包括:慢性硬化性胆管炎、代谢性疾病、肝炎、恶性肿瘤胆道阻塞、先天性胆红素结合缺陷、新生儿血色病等。

(五)内分泌系统病变

主要为尿崩症等内分泌异常表现,需注意除外中枢神经系统生殖细胞瘤、下丘脑和垂体的其他病变等。

六、治　疗

（一）疗效评定标准

见表 9-1。

表 9-1　LCH 疾病状态评定

疾病无活（NAD）		痊愈	所有症状体征完全消退，影像学检查恢复正常
疾病活动（AD）	AD-Better（AD-B）	好转	部分病灶好转，没有病灶加重或新发病灶
	AD-Intermediate（AD-I）	混合	部分病灶好转，部分加重或出现新发病灶
	AD-Stable（AD-S）	稳定	原有病灶无好转或加重，无新发病灶
	AD-Worse（AD-W）	进展	原有病变进展和（或）出现新发病灶

（二）化学治疗

1. 单系统（SS）LCH　仅累及单一系统，有如下几种情况：①皮肤受累；②单纯骨受累：单发骨（除外 CNS-RISK 部位）受累，多发骨（除外 CNS-RISK 部位）受累，累及 CNS-RISK 部位的骨受累；③单纯中枢神经系统或 CNS-RISK 部位受累；④其他器官（如淋巴结、甲状腺、胸腺）受累；⑤危险器官（肝、脾或血液系统）和肺的单一受累。

（1）单纯皮肤受累的治疗：单一皮肤受累多在所用脏器评估均完成后，方可进行回顾性诊断。在 Simko 于 2014 年发布的研究中，大约 40% 被认为是单纯皮肤受累的患者，在后续评估中，发现皮肤受累其实是多系统受累的一个方面。治疗方法包括：

1）局部应用激素、氮芥 / 咪奎莫特。

2）孤立的单一皮肤受累可给予外科手术切除、紫外线光疗。

3）当出现疼痛、持续性皮肤损害进行性加重时，可给予系统性的全身治疗。

4）全身可应用多系统受累组的一线化疗方案；或甲氨蝶呤、6-巯基嘌呤口服，甲氨蝶呤 $20mg/m^2$，每周 1 次，6-巯基嘌呤每天 $50mg/m^2$，同时根据骨髓抑制情况调整药量；或应用二线治疗中的阿糖胞苷等。

（2）单部位骨受累（除外 CNS-RISK 骨）的治疗：对于孤立的骨损，外科手术刮除中心部坏死组织即可达到治疗效果。切除骨损所在部位，并不能增加治疗效果。单部位的骨损，仅有 10% 可出现复发，故可观察随诊，若出现复发，则开始全身一线化疗。

大的骨盆损伤或 CNS-RISK 骨损伤、椎体损伤累及或压迫脊髓，则应给予全身化疗，而不能仅仅给予局部处理。当前的标准治疗是应用长春碱 + 泼尼松联合治疗 1 年，即一线治疗方案，见下文。

（3）除单纯皮肤、单发骨（除外 CNS-RISK 骨）外，其余单系统 LCH 均同多系统受累组需进行全身系统性治疗。

2. 多系统（MS）LCH　多系统受累的 LCH 需要给予全身化疗。国际上，早年德国、奥地利等欧洲国家参加的 DAL HX 83/90 系列研究和国际组织细胞协会（HS）的 LCH-Ⅰ/Ⅱ/Ⅲ 以及 LCH-2009 系列治疗方案是比较知名的治疗 LCH 的多中心研究，目前 HS 的 LCH-Ⅳ 方案正在研究中。

从 1991 年国际组织细胞协会对 MS-LCH 进行了了 4 个大规模、国际化多中心、前瞻性的治疗研究，即 LCH-Ⅰ、LCH-Ⅱ、LCH-Ⅲ 和 LCH-Ⅳ 研究。LCH-Ⅰ 是第一个随机分组治疗多系统 LCH 的国际协作临床研究，研究明确了单用长春碱（VBL）或依托泊苷（VP-16）治疗 MS-LCH 同等有效，5 年总体生存率 78%，但复发率达到 53%，死亡率 20% 左右。LCH-Ⅱ 研究了泼尼松与 VBL联合应用作为一线诱导方案，高危组加或不加 VP-16，总生存率达到 80%，但仍有 62% 的复发率，与 LCH-Ⅰ 方案相比并未降低死亡率，而且结果提示联用 VP-16 不能改善患者的预后。鉴于 VP-16 的致第二肿瘤的远期并发症，且结合 LCH-Ⅱ 的研究结果，HS 自 LCH-Ⅲ 方案起不再使用 VP-16，LCH-Ⅲ 研究仍将泼尼松与 VBL 联用作为一线诱导方案，将诱导期由 6 周延长至 12 周，MSRO（+）组随机分为加或不加大剂量 MTX 组，并将总疗程延长至 1 年，结果患者的预后较 LCH-Ⅱ 方案明显改善，MSRO（+）患者的生存率达到 85%，但仍有 40% 的复发率，MSRO（+）组死亡率为 20%，但加用大剂量 MTX 并不能改善患者的预后。目前 HS 正在进行 LCH-Ⅳ 方案，在新方案研究未得出结果之前，HS 在 2009 年出台了 MS-LCH 的诊疗指南，即 LCH-2009 方案，该方案以前面几个方案得出的结果为基础,一线治疗为 VBL+泼尼松,维持治疗 RO(+)患者加 6-巯基嘌呤,总疗程半年至 1 年,复发或一线治疗无效患者二线方案主要使用阿糖胞苷和克拉屈滨,并提出难治复发患者可考虑异基因造血干细胞移植。

　　欧洲协作组 DAL-HX83/90 方案诱导治疗反应率为 79%~80%,复发率为 30%~36%,5 年存活率为 81%。由于 HS 方案目前也能达到 DAL-HX83/90 的治疗效果,且后者包含副作用较大的 VP-16,目前很多治疗中心已不将该方案作为首选。日本协作组的 JLSG 方案也取得了较好的疗效,该方案避免使用 VP-16,但增加了阿糖胞苷、多柔比星、环磷酰胺和甲氨蝶呤等化疗药物,化疗强度大。上述两个方案对于难治复发患者可酌情选用。

　　(1)国际组织细胞协会方案

　　1)一线治疗方案:目前比较公认的治疗 LCH 的一线方案以 HLH-2009 方案为主,以长春碱联合醋酸泼尼松作为主干药物,维持期 MSRO(+)组加入 6-巯基嘌呤,总疗程 1 年。具体方案如下:

　　初始治疗 1:Pred(醋酸泼尼松)40mg/m² 口服 4 周,减停 2 周;VBL(长春碱)6mg/m² 静注,每周 1 次,共 6 次。

　　初始治疗 2:患儿经过初始治疗 1 评估若为 NAD、AD-B 或 AD-S,直接进入维持治疗,否则进入初始治疗 2。Pred 40mg/m² 口服 3 天,每周 1 次;VBL 6mg/m² 静注,每周 1 次,共 6 次。

　　维持治疗:总疗程 1 年。

　　A 组:SS 组。Pred 40mg/m² 口服 5 天,每 3 周 1 次;VBL 6mg/m² 静注,每 3 周 1 次。

　　B 组:MS 组。Pred 40mg/m² 口服 5 天,每 3 周 1 次;VBL 6mg/m² 静注,每 3 周 1 次;6-巯基嘌呤(6-MP)50mg/m² 口服,每晚睡前 1 次。

　　治疗调整:①若无 VBL 可用长春新碱(VCR)或长春地辛(VDS)代替,VCR 1.5mg/m²,最大量 2mg,VDS 3mg/m²,最大量 4.5mg。②6-MP 的剂量需根据患儿具体耐受情况进行调整。③体重小于 10kg 剂量调整:<6 个月,50% 剂量;6~12 个月,75% 剂量;>12 个月,原量。

　　卡氏肺囊虫预防:整个化疗期需口服复方新诺明片,25mg/(kg·d),每周连续服用 3 天。

　　2)二线或补救治疗方案:初治 LCH 经 1~2 个诱导疗程后疾病仍进展(progression)或出现再发(reactivation)即为复发或难治。超过 50% 的患者在初始治疗后,出现难治或复发,且大多数难治复发患者多发生在最初 2 年。LCH 患者在初始治疗失败后应尽快制定新的治疗方案。

对于一线治疗效果不好以及难治复发患者可使用二线方案,目前尚没有统一的二线治疗方案,HS 的 LCH-2009、LCH-S-1998 和 LCH-S-2005 方案均建议克拉屈滨(2CDA)和阿糖胞苷(Ara-c)作为二线治疗的首选药物。

a. RO+LCH 的二线方案:对于 MSRO(+)患者,方案建议大剂量 2CDA(9mg/m^2,5 天)+Ara-c(500mg/m^2,q12h,5 天),每 4 周 1 疗程,连用 4 疗程,之后进入维持。MSRO(+)患者的大剂量 2CDA+Ara-c 方案毒副作用非常大,并发症多,死于并发症的发生率高,国内部分中心将单次 2CDA 及 Ara-c 剂量减半,甚至减至 1/3 剂量使用,同时延长化疗周期。确保化疗总体剂量,能够有效降低化疗副作用,使患者取得了较好的疗效。本方案化疗强度大,化疗相关死亡率仍高,临床应谨慎选择。应用该方案后,骨髓抑制期较长,约为 2~3 周,注意做好预防感染准备,同时注意监测患儿对药物的治疗反应。应用本方案 1 个疗程后,即可以就临床表现进行评估,若患儿化疗 1 个疗程后,症状无明显好转,甚至出现新发病灶,病情加重,则应考虑尽快更改治疗方案。

氯法拉滨是对于急性髓系白血病疗效明显的第二代嘌呤核苷类衍生物。应用氯法拉滨的单药治疗对于 2CDA 及 Ara-c 治疗失败的患者也有效果。在中位化疗失败为 3 次的 11 例患者中,单用氯法拉滨,1 年的无病生存率可达 76%,且大部分患者(64%)经过 6 个月的化疗后,达到完全缓解。第 1 阶段表明,对于儿童的最大化疗耐受量为每天 52mg/m^2×5 天,研究中大部分病使用每天 25mg/m^2×5 天(5 天 1 个循环,共 6 个循环),化疗后可出现全血细胞减少。在治疗难治复发的 LCH 方面,核苷类似物均有良好的效果,但同时也存在不能忽视的化疗毒性。由于氯法拉滨尚未正式进入中国市场,故用药受到一定限制。

b. RO-LCH 的二线方案:用于难治性或复发的不伴有"危险器官"受累的 MS-LCH。

HS 方案推荐使用小剂量 2CDA(5mg/m^2,3~5 天)+Ara-c(100~150mg/m^2,5 天),每 3~4 周 1 个疗程,连用 4~6 个疗程,之后进入维持。由于 2CDA 价格贵,治疗费用高,部分患者单用 Ara-c 也取得较好的治疗效果。

(2)其他方案

1)欧洲协作组 DAL-HX83 方案

分组:

A 组:仅有骨骼病变的 SS-LCH;

B 组：软组织病变的 SS-LCH，有或无骨骼病变，无脏器受累；

C 组：伴有脏器（肝、肺、造血系统）受累的 MS-LCH。

诱导缓解：A、B、C 组相同。从第 1 天（第 0 周）开始每天口服泼尼松，每日 40mg/m^2，第 29 天减为每日 20mg/m^2，第 36 天减为每日 10mg/m^2，第 43 天（第 5 周末）停药。第 1~5 天静脉滴注 VP-16，每日 60mg/m^2。第 18、25、32、39 天静脉滴注 V16，每日 150mg/m^2，第 15、22、29、36 天静脉推注 VBL 每次 6mg/m^2。

维持治疗：

A 组：在第 6~52 周，每天口服 6-MP，每日 50mg/m^2。在第 9、12、15、18、21、24、30、36、42 周中，每周第 1 天应用 1 次 VBL，方法与剂量同上。应用 VBL 的每周中口服 5 天泼尼松，剂量同上。

B 组：6-MP 和 VBL 用法同 A 组，在应用 VBL 的各周的第 5 天，静脉滴注 1 次 VP16，150mg/m^2。

C 组：6-MP、VBL 和 VP16 用法同 B 组，在应用 VBL 的当天，静脉滴注 1 次 MTX，500mg/m^2，在应用后 36 小时，给予四氢叶酸钙 15mg/m^2 静脉滴注解救。

2）欧洲协作组 DAL-HX90 方案：患者分组同 DAL-HX83 方案。

诱导缓解：

A 组和 B 组：从第 1 天（第 0 周）开始每天口服泼尼松，每日 40mg/m^2，第 29 天减为每日 20mg/m^2，第 36 天减为每日 10mg/m^2，第 43 天（第 5 周末）停药。第 1~5 天静脉滴注 VP-16，每日 100mg/m^2。第 15、22、29、36 天静脉滴注 VP-16，每日 150mg/m^2，第 15、22、29、36 天同时静脉推注 VBL 每次 6mg/m^2，如无 VBL 供应可应用 VDS。

C 组：泼尼松用法同 A 组，第 1、8、15、22、29、36 天静脉滴注 VP-16，每日 150mg/m^2，当天同时静脉推注 VBL，每次 6mg/m^2；如无 VBL 供应可应用 VDS 代替。

维持治疗：

A 组：在第 9、12、15、18、24 周中，每周第 1~5 天口服泼尼松，剂量同上。口服泼尼松的第 1 天静脉滴注 1 次 VP-16，150mg/m^2。

B 组和 C 组：在第 6~52 周，每天口服 6-MP，每日 50mg/m^2。在第 9、12、15、18、24、30、36、42 周中，每周第 1~5 天口服泼尼松，剂量同上，口服泼尼松的第 1 天静脉滴注 1 次 VP-16，150mg/m^2，当天同时静脉滴注 VBL，剂量同上。

3）改良 DAL-HX83/90 方案：国内有中心应用改良 DAL-HX83/90 方案，将 DAL-HX83 与 DAL-HX90 方案相结合。

分组：

A组：仅有骨骼病变。

B组：任何软组织受累，有或无骨损害。

C组：合并脏器受累，如：肝脏、肺或造血系统。肝、肺及造血系统受累定义分别为：肝肿大，伴或不伴功能损害；肺部出现X线或CT特征性表现，伴或不伴呼吸系统症状；出现外周血血细胞减少，伴或不伴骨髓改变。

具体方案：

A组：

诱导方案：泼尼松40mg/（m²·d）口服4周，第5、6周减停，常规减量方式为第5周减为40mg/（m²·d），第6周减停；VDS 3mg/（m²·d）于15、22、29和36天静脉推注。

维持方案：泼尼松1mg/（kg·d），1~5天口服，第9、12、15、18、21、24周；6-MP 50mg/（m²·d）口服，持续至第52周。

B组：

诱导方案：泼尼松40mg/（m²·d），口服4周，第5、6周减停，常规减量方式为第5周减为40mg/（m²·d），第6周减停；VDS 3mg/（m²·d）于第15、22、29和36天静脉推注；VP-16 100mg/（m²·d），第1~5天静脉滴注；VP-16 150mg/（m²·d），第15、22、29、36天静脉注射。

维持方案：泼尼松1mg/（kg·d），1~5天口服，每3周1次，持续至第24周；6-MP 50mg/（m²·d），口服，持续至第52周；VDS 3mg/（m²·d），第9、12、15、18、21、24、27、30、33、36、42周第1天静脉推注；VP-16 150mg/（m²·d），第9、12、15、18、21、24、27、30、33、36、42周第5天静脉注射。

C组：

诱导方案：泼尼松40mg/（m²·d），口服4周，第5、6周减停，常规减量方式为第5周减为40mg/（m²·d），第6周减停；VDS 3mg/（m²·d）于第1、8、15、22、29和36天静脉推注；VP-16 150mg/（m²·d），第1、8、15、22、29、36天静脉注射。

维持方案：泼尼松1mg/（kg·d），1~5天口服，每3周1次，持续至第24周；6-MP 50mg/（m²·d），口服，持续至第52周；VDS 3mg/（m²·d）第9、12、15、18、21、24、27、30、33、36、42周第1天静脉推注；甲氨蝶呤（MTX）500mg/（m²·d），第9、12、15、18、21、24、27、30、33、36、42周第1天静脉推注；VP-16 150mg/（m²·d），第9、12、15、18、21、24、27、30、33、36、42周第5天静脉注射。

4）日本协作组 JLSG-96 方案：

Am A 诱导方案：阿糖胞苷（Ara-c）100mg/（m² · d），6 小时滴完，第 1~5 天静滴；长春新碱（VCR）0.05mg/（kg · d），第 1 天静推；泼尼松龙（PSL）2mg/（kg · d），第 1~5 天口服。每 2 周为一个疗程，一共 3 个疗程。

Arm A 维持治疗方案：① a 方案：Ara-c 150mg/（m² · d），2 小时滴完，第 1 天静滴；VCR 0.05mg/（kg · d），第 1 天静推；PSL 2mg/（kg · d），第 1~4 天口服。② b 方案：MTX 1mg/（kg · d），第 1 天静推；PSL 2mg/（kg · d），第 1~3 天口服。维持治疗中，a 方案、b 方案，每 2 周交替进行，一共治疗 6 个月。

如果患者 Arm A 反应不良，可采用 Arm B 方案。

Arm B 诱导方案：多柔比星（ADR）35mg/（m² · d），第 1 天静脉滴注；环磷酰胺（CPM）10mg/（kg · d）第 1~5 天静脉滴注；VCR 0.05mg/（kg · d），第 1 天静注；PSL 2mg（kg · d），第 1~5 天口服，每 2 周完成一个疗程，一共 3 个疗程完成诱导治疗。

Am B 维持治疗方案：① a 方案：ADR 35mg/（m² · d），第 1 天静脉滴注；VCR 0.05mg/（kg · d），第 1 天静注；PSL 2mg/（kg · d），第 1~5 天口服。② b 方案：MTX 3mg/（kg · d），1 小时滴完，第 1 天静滴；PSL 2mg/（kg · d），第 1~3 天口服。③ c 方案：CPM 10mg/（kg · d），第 1 天静脉滴注；VCR 0.05mg/（kg · d），第 1 天静注；PSL 2mg（kg · d），第 1~5 天口服。按照 a、b、c、b、a、b、c、b 的顺序，每 2 周交替进行，一共治疗 6 个月。

5）日本协作组 JLSG-02 方案：与 96 方案相比，在诱导 A 方案中，增加了泼尼松的剂量；在 A 方案的维持治疗中，将维持时间由 24 周延长至 48 周；将环孢素 A 引入诱导 B 方案，同时增加了维持 C 方案。

诱导 A 方案：Ara-c 100mg/（m² · d），6 小时滴完，第 1~5、第 15~19、第 29~33 天静滴；VCR 0.05mg/（kg · d）第 1、第 15、第 29 天静注；PSL 2mg/（kg · d），第 1~28 天口服；1mg/（kg · d），第 29~35 天口服，0.5mg/（kg · d），第 29~35 天口服。

诱导 B 方案：ADR 35mg/（m² · d），第 1、第 15、第 29 天，静滴；VCR 0.05mg/（kg · d），第 1、第 15、第 29 天静注；CPM 10mg/（kg · d），第 1~5、第 15~19、第 29~33 天静滴；PSL 2mg/（kg · d），第 1~5、第 15~19、第 29~33 天，口服；环孢素 A 3mg/（kg · d），第 1~14 天，持续静脉滴注。

维持 A 方案：① a 方案：Ara-c 150mg/（m² · d），2 小时滴完，第 1 天静滴；VCR 0.05mg/（kg · d），第 1 天静注；PSL 2mg/（kg · d），第 1~4 天口服。② b 方案：MTX 1mg/（kg · d），第 1 天静注；PSL 2mg/（kg · d），第 1~3 天口服。维持治疗中，

a 方案、b 方案,每 2 周交替进行,一共治疗 24 周。

维持 B 方案:① a 方案:ADR 35mg/(m² · d),第 1 天静脉滴注;VCR 0.05mg/(kg.d),第 1 天静推;PSL 2mg/(kg · d),第 1~5 天口服。② b 方案:MTX 3mg/(kg · d),1h 滴完,第 1 天静脉滴注;PSL 2mg/(kg · d),第 1~3 天口服。③ c 方案:CPM 10mg/(kg · d),第 1 天静脉滴注;VCR 0.05mg/(kg · d),第 1 天静注;PSL 2mg/(kg · d),第 1~5 天口服。按照 a、b、c、b、a、b、c、b 的顺序,每 2 周交替进行,一共治疗 24 周。

维持 C 方案:① a 方案:VBL 6mg/(m² · d),第 1 天静注;PSL 2mg(kg · d),第 1~5 天口服。② b 方案:MTX 20mg/(m² · d),第 1 天口服。按照 a、b、c、b、a、b、c、b 的顺序,每 2 周交替进行,一共治疗 24 周。同时 6-MP 1.5mg/(kg · d),口服,连续应用 24 周。

所有单系统、多系统受累 LCH,初始治疗均为 6 周的诱导 A 方案,反应良好者,继续给予 24 周维持 A 方案治疗 +24 周维持 C 方案,总疗程为 54 周。

给予 6 周诱导 A 方案后,若评估为病情未控制,或进展,则给予 6 周的诱导 B 方案(挽救性治疗),如果完成诱导 A 方案后仍存在病情进展,则在诱导 B 开始的前 2 周,加用环孢素治疗。6 周诱导 B 方案完成后,继续给予 24 周维持 B 方案 +24 周维持 C 方案。(图 9-5)

归纳这些方案获得的结论:起病时,危险器官受累与否,决定患者的危险度分组,高危组患者(存在危险器官受累)应接受较强的治疗方案。

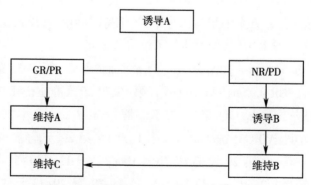

GR:Good response 疗效良好
PR: partial response 部分有效
NR: non-response 治疗无反应
PD: progressive disease 病情进展

图 9-5 LCH 治疗日本协作组 JLSG-02 方案

但患者的病死率更多取决于对早期诱导治疗的反应(通常是6周以长春碱联合泼尼松为基本药物的治疗)。即早期诱导治疗反应佳的高危组患者获得长期存活的机会与低危组患者(无危险器官受累)相当。

早期诱导治疗反应差的高危组患者,预后极差,必须及时采用更有效、更强的挽救方案,以降低病死率。

与总疗程6个月的化疗相比,总疗程12个月的化疗可减少疾病的复发率。延长维持治疗时间会减少无危险器官受累的多系统-LCH患者的复发率。

到目前为止,对多数多系统-LCH患者而言,长春碱联合泼尼松仍是标准的一线治疗。无论是LCH-Ⅱ、还是LCH-Ⅲ,都无法证实增加第3种药物(LCH-Ⅱ中的VP-16和LCH-Ⅲ中的甲氨蝶呤)可以显著增加整体患者的生存率。但VP-16可能适用于部分对标准方案耐药且病情较为严重的多系统-LCH患者。

(3)中枢受累LCH的治疗:中枢神经系统受累的LCH为多系统LCH中比较特殊的一类,在此单独说明。对于存在眶周骨、筛骨、颧骨、颞骨受累的患者,发生中枢神经系统受累的可能性(25%)要高于无受累患者。如果仅仅给予局部刮除骨损处理,则大约有40%的患者会继发尿崩症,而给予6个月长春碱+泼尼松化疗的患者,仅有20%可发展为尿崩症。在LCH的研究中,将长春碱+泼尼松疗程延长至1年,则出现尿崩症的患者仅为12%。如果应用长春碱+泼尼松化疗后,出现难治或复发情况,则后续治疗应用阿糖胞苷、克拉屈滨、氯法拉滨,仍可有效。尿崩症是中枢神经系统LCH的初期表现。由于垂体柄受累而导致的尿崩症大约可占到患者总数的25%,并且大多发生在开始治疗后。以不明原因的尿崩症起病的LCH在临床中也并不罕见,并且几乎所有的存在尿崩症的LCH患者,均为多系统受累。垂体前叶受累,通常表现为生长激素缺乏。大脑灰、白质的广泛受累罕见(1%)。由于垂体活检的危险性过高,患者多给予经验性治疗,通过垂体MRI监测疗效。

在初始治疗开始后出现的新发尿崩症状,考虑为复发。脑部的损害可应用长春碱/泼尼松、克拉屈滨、阿糖胞苷、氯法拉滨等药物治疗。虽然目前尚无明确研究显示哪种方法存在明确优势,但阿糖胞苷对大多数患者有效,且还有可能对抗神经退行性变的中枢神经系统受累的LCH。

(三)靶向治疗

随着BRAF V600E基因突变在LCH患者中的发现,靶向治疗在LCH的治疗中逐渐提上日程。BRAF V600E 突变已经在多种人类肿瘤中发现,突变蛋白主要激活 RAF/RAS/MEK/ERK 信号通路,此通路在肿瘤形成过程中起重要作用。近年来,有文献中提示,在 LCH 患儿中,BRAF V600E 突变与高危特征、永久性损伤、对化疗的短期反应较差等存在相关性,且患者可能受益于靶向治疗。

病理组织中 BRAF V600E 突变阳性的患者,存在靶向治疗的适应证。但由于相应的靶向药物多数国内未上市,且儿童 LCH 的靶向治疗国内外目前均处于临床试验阶段,一些个例报道认为治疗有效,且可以降低化疗药物的使用,有良好的临床应用前景,但用于儿童 LCH 的远期毒副作用不明确,故临床需慎用。对于家长不愿意应用化疗,或者患儿病情危重,不能耐受化疗患者,若存在 BRAF V600E 阳性,可考虑应用靶向药物单药口服,同时注意监测病情变化。

BRAF V600E 抑制剂,对 BRAF V600E 有很高的抑制活性,代表为威罗菲尼(vemurafenib,PLX4032)和达拉非尼(dabrafenib GSK2118436)。达拉非尼为一种可逆的 ATP 竞争性 B-Raf 激酶抑制剂。BRAF 抑制剂单药治疗的主要毒性包括:关节痛、皮疹、光敏感、疲劳、秃头、发热及皮肤鳞癌。在受治疗的患者中,皮肤鳞癌的发生率将近 25%,且易发生在治疗早期,其中位发生时间为治疗开始的 8 周。较大的年龄、较多的紫外线暴露是发生鳞癌的高危因素。这些皮肤鳞癌被认为与 BRAF 突变有关,且其发展可能是由于患者接受 BRAF 抑制剂后其角质细胞中 BRAF 的激活引起的。

在应用靶向治疗的同时应注意靶向药物副作用及停药问题。靶向药物在 LCH 治疗中的地位,目前尚无明确指南。文献中已有多例报道,BRAF V600E 靶向药物单药治疗 LCH,短期效果明显,但尚无大宗报道明确提示,长期应用,是否存在较多远期副作用,且目前对于靶向药物单药治疗 LCH,何时可以停药,是否存在复发风险,尚无定论。

(四) 肝脏移植

在难治复发的患者中,多存在肝脏功能受累,严重者可出现为黄疸、腹胀、肝功能异常等表现,并可出现凝血功能异常、腹水、肝硬化、消化道大出血,甚至肝功能衰竭表现。当患者出现严重的肝脏功能不全表现,常规化疗不能耐受,但是不治疗,则会使患者病情进一步加重,出现恶性循环,可出现严重的肝功能不全,甚至肝功能衰竭,危及生命。肝功能衰竭患者在评估肝功能基础上完善肝脏活检,了解肝衰为肝硬化晚期或 LCH 病情持续活动,LCH 病情持续活动者应转入挽救性治疗,肝硬化晚期患者应考虑行肝移植挽救肝功能,已期望能够创造机会,在肝脏移植成功,肝功能明显好转情况下,有机会进行原发病后续治疗。如原发病持续活动,可在肝移植后转入二线治疗,若存在 BRAF V600E,可考虑靶向药物治疗。

(五)异基因造血干细胞移植

随着化疗方案的发展以及靶向治疗的出现,需要造血干细胞移植的 LCH 病人越来越少,但若患儿存在反复复发,且更换各种化疗方案后效果欠佳,则考虑早期进入异基因造血干细胞移植,防止由于疾病时间过长,出现不可逆的多脏器功能损伤,导致造血干细胞移植成功率下降。若骨髓 BRAF V600E 阳性,且靶向药物疗效差或依赖靶向药物,也是进行移植的适应证。血液学受累,同时存在肝脾增大明显,而且化疗效果不好,无靶向治疗适应证,也可考虑早期进行造血干细胞移植。

造血干细胞移植用于 LCH 的治疗起步较晚,发展速度也较慢,直至 1987 年首例移植才见诸报道。分析 20 多年来的文献资料,LCH 的移植多为个案或数例患者报道,最多也只有 10 余例。到 2008 年为止,文献共报道 44 例 LCH 移植。目前共有 50 余例患者接受了移植治疗,这些病例绝大部分为婴儿。最初几年的移植主要采用清髓预处理方案,移植相关死亡率(transplant-related mortality,TRM)较高。由于清髓移植的 TRM 高,近年来人们对减低强度预处理移植(RIC-HSCT)治疗 LCH 的兴趣大大增加,最大的 RIC-SCT 治疗 LCH 的单中心经验来自维也纳,9 例 RIC-SCT 的患者仅 2 例死亡,7 例无病生存。Cooper 等报道的 3 例 LCH 接受 RIC-HSCT 均无病生存。欧美组织细胞病专家在 LCH 诊治指南中均明确提出,RIC-HSCT 应作为难治/复发高危 LHC 的挽救性治疗。

RIC-SCT:应用氟达拉滨(fludarabine,福达华)+ 美法仑(melphalan)+ 全淋巴照射或阿伦珠单抗(抗 CD52 单抗,alemtuzumab,campath)或抗胸腺球蛋白进行预处理。

(六)支持治疗

支持治疗包括:①预防卡氏肺孢子虫:口服复方磺胺甲基异噁唑;②输注红细胞与血小板;③集落刺激因子:中性粒细胞减少时可应用粒细胞集落刺激

因子（G-CSF）。由于朗格汉斯细胞属于单核 - 巨噬细胞系统，因此，明确指出，不推荐使用粒 - 单核细胞集落刺激因子（GM—CSF）。

七、评估及随访监测

一线化疗第 6、12、25、52 周评估：第 6、25 周仅做病变部位评估，第 12、52 周做全面评估。

考虑是否结束治疗时，应充分评估病情，完善相关检查，可参考 PET-CT、靶向药物基因的转阴情况，应用化疗至足疗程，经评估，无明显活动性病灶后，可考虑停止化疗。目前靶向治疗停药时间尚无统一标准。但最短疗程也为 3~6 个月。

随诊：停药后 3 个月、半年、1 年、2 年、3 年和 5 年返院进行评估。评估内容包括身高、体重、血常规、血沉、肝肾功能、尿渗透压等血清学检查及影像学检查，内分泌检查。

基因检查（BRAF V600E 外周血初次检查阳性患者，口服靶向药物后每 3 个月检测靶点基因拷贝数，若转阴则可停药 1 个月后，再次口服 3 个月后，监测外周血 BRAF V600E）。

为避免射线量过大，骨损的影像学复查不应过于频繁，骨损能用 X 线平片监测病变部位则不选择 CT 检测，治疗早期每 3 个月至半年复查一次，停药 3 个月、6 个月和 1 年复查，第 2~5 年每年检查一次。

耳或乳突受累者监测听力，肺受累者监测肺功能、肺部高分辨 CT，肝脾受累者监测腹部超声。

CNS 受累有内分泌病变者监测内分泌各项指标；存在尿崩患者，必须监测垂体增强 MRI，若症状缓解，但影像学指标缓解不明显者，应增加监测时间。必要时进行神经心理学测定。

关于 PET-CT 在 LCH 评估中的意义尚存争议，存在多脏器受累者，初次就诊，可考虑 PET-CT 检查，在早期进行评估，是否存在重要脏器受累。在患者治疗顺利，停药前最后一次评估时，也可完善 PET-CT 明确是否仍存在活动病灶，若存在活动病灶，应延长维持治疗。

MRI 垂体增强 MRI：明确是否存在垂体受累，同时在治疗过程中，若出现新发的尿崩等表现，也应早期复查垂体 MRI 明确。

腹部增强 MRI：明确是否存在硬化性胆管炎，同时在治疗过程中，若突然出现皮肤黄染,肝酶升高明显等情况,复查腹部增强 MRI 明确。

若存在颅骨受累,伴有明显眼球突出,可酌情完善眼眶增强 MRI,明确是否存眼周肌肉受累。

八、预　后

随着治疗水平的提高,近年来 LCH 的疗效有了很大提高。LCH-Ⅲ研究结果显示,没有危险器官受累的多系统 LCH 患者的 5 年总体生存率(overall survival,OS)已达 100%,而具有危险器官受累的多系统 LCH 高危组患者也已至 84%。但不应因为生存率的提高,而盲目乐观,由于本疾病可累及多脏器,且存在复发风险,同时有些脏器受累在诊断初期就已造成不可逆损伤,故复发及各种后遗症问题应予以重视。

复发:从诊断到复发的中位数时间是 1.1 年,范围从 4 个月到 14.3 年。多数复发涉及最初受影响的系统,可达 91%,而出现新系统受累患者可达 30%。初期诊断为单系统受累的患者,在复发时,可同时表现为多系统受累。

后遗症:本病后遗症定义为在疾病过程中出现的,且与疾病的发展或治疗有直接相关性,同时已造成永久性损伤的症状。56% 的患者在长期的随访中,存在后遗症。其中多系统受累患者更容易出现后遗症,为 87%,单系统受累患者为 49%。存在复发的患者,后遗症发生率为 91%,高于不存在复发患者的41%。

后遗症涉及内分泌和神经系统,外形异常(面部不对称,持续性颅骨缺损,瘢痕和突眼等),牙齿畸形,生长迟滞等多方面。骨科相关 27%,尿崩症 19%,发育迟缓 13%,整形外科异常 10%,神经学 7%,听力 7%,垂体激素缺乏 7%,肝胆 4% 和眼科 3%。

（王　冬　张　蕊　王天有　曹　静　师晓东）

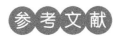

1. Salotti J A,Nanduri V,Pearce M S,et al. Incidence and clinical features of Langerhans cell histiocytosis in the UK and Ireland. Archives of Disease in Childhood,2009,94(5):376.

2. Allen CE,Li L,Peters TL,et al. Cell-Specific Gene Expression in Langerhans Cell Histiocytosis

Lesions Reveals a Distinct Profile Compared to Epidermal Langerhans Cells. Journal of immunology (Baltimore, Md. : 1950), 2010, 184 (8): 4557-4567.

3. Badalian-Very G, Vergilio J, Degar BA, et al. Recurrent BRAF mutations in Langerhans cell histiocytosis. Blood, 2010, 116 (11): 1919-1923.

4. Berres M, Lim KPH, Peters T, et al. BRAF-V600E expression in precursor versus differentiated dendritic cells defines clinically distinct LCH risk groups. The Journal of Experimental Medicine, 2013, 211 (4): 669-683.

5. Bubolz A, Weissinger SE, Stenzinger A, et al. Potential clinical implications of BRAF mutations in histiocytic proliferations. Oncotarget, 2014, 5 (12): 4060-4070.

6. Sahm F, Capper D, Preusser M, et al. BRAFV600E mutant protein is expressed in cells of variable maturation in Langerhans cell histiocytosis. Blood, 2012, 120 (12): e28-e34.

7. Berres M, Allen CE, Merad M. Pathological Consequence of Misguided Dendritic Cell Differentiation in Histiocytic Diseases. Advances in immunology, 2013, 120: 127-161.

8. Satoh T, Smith A, Sarde A, et al. B-RAF Mutant Alleles Associated with Langerhans Cell Histiocytosis, a Granulomatous Pediatric Disease. PLoS ONE, 2012, 7 (4): e33891.

9. Kansal R, Quintanilla-Martinez L, Datta V, et al. Identification of the V600D mutation in Exon 15 of the BRAF oncogene in congenital, benign langerhans cell histiocytosis. Genes, Chromosomes and Cancer, 2013, 52 (1): 99-106.

10. Chakraborty R, Hampton OA, Shen X, et al. Mutually exclusive recurrent somatic mutations in MAP2K1 and BRAF support a central role for ERK activation in LCH pathogenesis. Blood, 2014, 124 (19): 3007-3015.

11. Nelson DS, van Halteren A, Quispel WT, et al. MAP2K1 and MAP3K1 mutations in langerhans cell histiocytosis. Genes, Chromosomes and Cancer, 2015, 54 (6): 361-368.

12. Minkov M, Prosch H, Steiner M, et al. Langerhans cell histiocytosis in neonates. Pediatric Blood & Cancer, 2005, 45 (6): 802-807.

13. Minkov M, Steiner M, Pötschger U. Reactivations in multisystem Langerhans cell histiocytosis: data of the international LCH registry. J pediatr, 2008, 153 (5): 700-705, 701-705.

14. Phillips M, Allen C, Gerson P, et al. Comparison of FDG-PET scans to conventional radiography and bone scans in management of Langerhans cell histiocytosis. Pediatric Blood & Cancer, 2009, 52 (1): 97-101.

15. Jaffe R. Liver Involvement in the Histiocytic Disorders of Childhood. Pediatr Dev Pathol, 2004, 7 (3): 214-225.

16. Braier J, Ciocca M, Latella A, et al. Cholestasis, sclerosing cholangitis, and liver

transplantation in Langerhans cell Histiocytosis. Med Pediatr Oncol,2002,38(3):178-182.

17. Ronceray L,Potschger U,Janka G,et al. Pulmonary involvement in pediatric-onset multisystem Langerhans cell histiocytosis:effect on course and outcome. J Pediatr,2012,161 (1):129-133.

18. Laurencikas E,Gavhed D,Stålemark H,et al. Incidence and pattern of radiological central nervous system Langerhans cell histiocytosis in children:a population based study. Pediatr Blood Cancer,2011,56(2):250-257.

19. Gilcrease M,Rajan B,Ostrowski M,et al. Localized thymic Langerhans' cell histiocytosis and its relationship with myasthenia gravis. Immunohistochemical,ultrastructural,and cytometric studies. Arch Pathol Lab Med,1997,121(2):134-138.

20. Picarsic J,Egeler R,Chikwava K,et al. Histologic patterns of thymic involvement in Langerhans cell proliferations:a clinicopathologic study and review of the literature. Pediatr Dev Pathol,2015,18(2):127-138.

21. Ducassou S,Seyrig F,Thomas C,et al. Thymus and Mediastinal Node Involvement in Childhood Langerhans Cell Histiocytosis:Long-Term Follow-Up From the French National Cohort. Pediatric Blood & Cancer,2013,60(11):1759-1765.

22. Moschovi M,Adamaki M,Vlahopoulos S,et al. Synchronous and Metachronous Thyroid Cancer in Relation to Langerhans Cell Histiocytosis:Involvement of V600E BRAF-Mutation? . Pediatric Blood & Cancer,2014,62(1):173-174.

23. Kasper EM,Aguirre-Padilla DH,Alter RY,et al. Histiocytosis X:Characteristics,behavior, and treatments as illustrated in a case series. Surg Neurol Int,2011,2:57.

24. Badalian-Very G,Vergilio JA,Degar BA,et al. Recurrent BRAF mutations in Langerhans cell histiocytosis. Blood,2010,116(11):1919-1923.

25. Robison NJ,Prabhu SP,Sun P,et al. Predictors of neoplastic disease in children with isolated pituitary stalk thickening. Pediatr Blood Cancer,2013,60(10):1630-1635.

26. Simko SJ,Garmezy B,Abhyankar H,et al. Differentiating skin-limited and multisystem Langerhans cell histiocytosis. J Pediatr,2014,165(5):990-996.

27. Nauert C,Zornoza J,Ayala A,et al. Eosinophilic granuloma of bone:diagnosis and management. Skeletal Radiol,1983,10(4):227-235.

28. Kudo K,Ohga S,Morimoto A,et al. Improved outcome of refractory Langerhans cell histiocytosis in children with hematopoietic stem cell transplantation in Japan. Bone Marrow Transplant,2010,45(5):901-906.

29. Chellapandian D,Shaikh F,van den Bos C,et al. Management and outcome of patients

with langerhans cell histiocytosis and single-bone cns-risk lesions: a multi-institutional retrospective study. Pediatr Blood Cancer, 2015, 62(12): 2162-2166.

30. Arico M. Langerhans cell histiocytosis in children: from the bench to bedside for an updated therapy. Br J Haematol, 2016, 173(5): 663-670.

31. Heritier S, Emile JF, Barkaoui MA, et al. BRAF Mutation Correlates With High-Risk Langerhans Cell Histiocytosis and Increased Resistance to First-Line Therapy. J Clin Oncol, 2016, 34(25): 3023-3030.

32. Rigaud C, Barkaoui MA, Thomas C, et al. Langerhans cell histiocytosis: therapeutic strategy and outcome in a 30-year nationwide cohort of 1478 patients under 18 years of age. Br J Haematol, 2016, 174(6): 887-898.

33. Zeng K, Wang Z, Ohshima K, et al. BRAF V600E mutation correlates with suppressive tumor immune microenvironment and reduced disease-free survival in Langerhans cell histiocytosis. Oncoimmunology, 2016, 5(7): e1185582.

34. Allen CE, Ladisch S, McClain KL. How I treat Langerhans cell histiocytosis. Blood, 2015, 126 (1): 26-35.

35. Chow TW, Leung WK, Cheng FWT, et al. Late outcomes in children with Langerhans cell histiocytosis. Arch Dis Child, 2017, 102(9): 830-835.

36. 胡涛, 刘嵘, 李君惠, 等. 克拉屈滨治疗儿童难治性高危朗格汉斯细胞组织细胞增生症: 13例报告并文献复习. 中华血液学杂志, 2014, (11): 985-989.

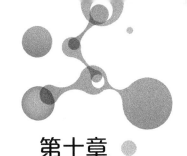

第十章
朗格汉斯细胞组织细胞肉瘤

一、简 介

朗格汉斯细胞（Langerhans cells，LC）是组织细胞的一种，其功能主要为抗原提呈。朗格汉斯细胞主要集中于黏膜的基底区域、真皮、淋巴结和胸腺，在免疫反应中发挥着重要作用。组织细胞主要分为两类：吞噬细胞（抗原处理）和树突状细胞（抗原呈递）。树突状细胞包括在淋巴结生发中心的滤泡状树突细胞，在淋巴结周围的冰之树突状细胞，以及在上皮细胞中的朗格汉斯细胞。郎格罕细胞组织细胞肉瘤（Langerhans cell sarcoma，LCS）就是来源于朗格汉斯细胞的一类罕见的恶性肿瘤。

2010 年 WHO 将朗格汉斯细胞肿瘤分为两种：朗格汉斯细胞组织细胞增生症（Langerhans cell histiocytosis，LCH）和朗格汉斯细胞组织细胞肉瘤。LCH 在本书相应章节有详细阐述，LCH 本身是一类良性疾病，极少会转变成 LCS。而 LCS 则具有典型恶性肿瘤的特点，即快速生长、局部入侵、复发和转移。因 LCH 与 LCS 不同的生物学行为等种种原因，国际组织细胞协会于 2016 年将 LCS 划分为恶性组织细胞病（malignant histiocytosis，MH）中的一种。朗格汉斯细胞可以通过其形态特征（纵向沟槽状核和 Birbeck 颗粒）和免疫组织化学特征（CD1a+ve，S100+ve，CD21ve，CD35ve 和 CD68ve）来鉴定。LCH 和 LCS 的区别主要集中于细胞学：LCS 细胞具有恶性特点，例如细胞异型性及出现有丝分裂。免疫组化染色 CD1a、CD27（Langerin）、S-100 阳性可以确认为 LCS。而在组织细胞协会新分类中，则综合了细胞学、组织化学、基因组学等方面，认为 LCS 与 LCH 的鉴别点主要集中于，LCH 的染色体核型通常正常，基因突变小于 5 个，但在 LCS 中却经常可见染色体的获得或缺失。

二、发病机制

LCS 根据组织细胞协会的新分类,亦分为原发性和继发性,其中原发性LCS 很少见,主要为排除继发后的诊断。而继发性 LCS 则较为常见,主要继发于淋巴系统增殖性疾病,如滤泡淋巴瘤,急、慢性淋巴细胞白血病,毛细胞白血病等。也偶可见到继发于慢性粒细胞白血病的,甚至也有继发于组织细胞疾病的,如 LCH。关于继发性 LCS 的发病机制:①肿瘤细胞是由原发病细胞先去分化为共同前体细胞,然后再在分化过程中获得朗格汉斯细胞表型;②肿瘤细胞是直接由原发病细胞转分化而来。

LCS 与 LCH 的发病机制类似,并且在 LCS 中也有出现 BRAF V600E 的报道。曾有观点认为,存在 BRAF V600E 突变的 LCH 倾向于克隆性疾病,而不存在该突变的 LCH 则倾向于炎性增生。另外,LCS 起源于髓系前体细胞,与起源于淋巴系的淋巴瘤是不同来源的。但近期也有研究发现,LCS 可出现于滤泡淋巴瘤、慢性淋巴细胞白血病/小细胞淋巴细胞淋巴瘤、毛细胞白血病的病例中,而且两者之间还有相同的基因突变或染色体改变。

三、临床表现

最常见的受累部位是淋巴结,其次为皮肤、肺、肝和脾。大约 1/3 的患者为单病灶病变,局灶性病变大约 20% 左右,而弥散性病变最常见,约占 40%。单病灶病变中,皮肤、淋巴结和骨的病变最常见。而局灶性病变中最常见的部位亦是皮肤黏膜,也可见到累及鼻咽、梨状窝和扁桃体,很少见到累及肝脏或胆囊。弥散病变中最常见的部位为淋巴结,其次为肺、肝脏或脾脏。最常见的病灶首发部位依次为:皮肤、淋巴结、骨骼。但这并不代表全部的情况。皮肤受累的 LCS 可能后续扩散至淋巴管或淋巴管及肺等脏器。疾病进一步进展则会累及多种脏器,如骨骼、肝脏、脾脏和肾脏等。

LCS 的临床症状主要与受累部位相关,并无特异性表现,如累及淋巴结,表现为颈部、腹股沟甚至全身淋巴结肿大、肝脾肿大及发热;如累及皮肤,出血性斑丘疹为累及皮肤的特异性表现;累及骨骼系统可导致病理性骨折;累及呼吸系统者表现为咳嗽、呼吸困难等;累及消化系统者表现为恶心、腹泻、黄疸等。

四、诊　断

LCS 的诊断主要依靠组织活检病理,其特征性组织病理学表现为具有显著恶性特征(明显扭曲的细胞核,突出的核仁,细胞核带有核槽及活跃的有丝分裂 >50/10 每高倍视野)的大 LC 细胞(图 10-1,见文末彩插)。特征性的免疫组化标志即为 CD1a+,S100+,CD207(langerin)+(图 10-2,见文末彩插)。

(一)病理特点

光镜下,表现为大细胞,胞核裂隙或扭曲,核仁不清,胞质嗜酸性,与数个嗜酸性粒细胞混合存在。核仁明显,核 - 质比不定,多形现象、分裂象多见。当肿瘤细胞向恶性转化后,肿瘤细胞呈明显的恶性表现,多形现象更为显著,与组织细胞肉瘤的镜下表现较为相似,但胞核仍可见裂隙。电镜下,朗格汉斯细胞肉瘤的特征性表现即为 Birbeck 颗粒(图 10-3),这也是朗格汉斯细胞肉瘤与滤泡树突状细胞肉瘤、并指树突状细胞肉瘤的鉴别点,这两者都没有 Birbeck 颗粒。免疫表型特点,除 CD1a+、S100+、CD207(langerin)+ 外,CD68 亦可阳性,因为 LCS 来源于朗格汉斯细胞。Langerin 是一种 II 型跨膜细胞表面受体,它诱导产生 Birbeck 颗粒,因此朗格汉斯细胞特异性表达 Langerin。在电子显微镜下,Birbeck 颗粒的存在是朗格汉斯细胞来源的一个特征,然而,Birbeck 颗粒并不是总能被观察到,可能是标本制备过程中受损或者是 Langerin 突变所致。

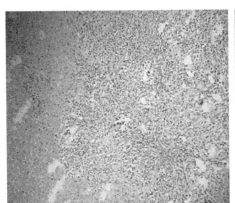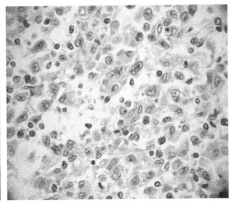

图 10-1　光镜下 LCS 病理特征

淋巴结的组织结构基本受损,显示大面积坏死。肿瘤细胞很大,有明显异常的染色质和不规则的细胞核,具有明显可见的核仁。HE 染色。左:×100;右:×800

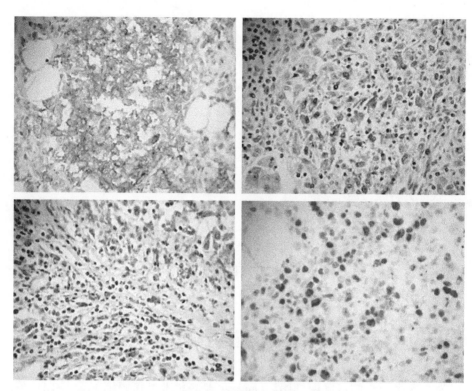

图 10-2 LCS 免疫组化

左上：CD1a+，右上：S-100+，左下：Langerin+，右下：Ki-67 60% 左右

亦发现了其他细胞表面标记的异常表达，虽然大多数都仅仅在个例中观察到。曾有报道 CD31 的表达：CD31是一种跨膜糖蛋白，它与细胞黏附、募集和血管生成相关。CD31 的表达可能与 LCS 的转移特性相关。也有发现 CD56+：CD56 是一种神经细胞黏附分子，它的存在与某些类型淋巴

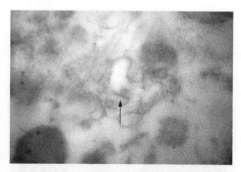

图 10-3 电镜下显示 Birbeck 颗粒

瘤的不良预后相关。甚至有报道发现 CD3 表达：CD3 通常为 T 细胞系特异性表面标志，异常的 CD3 表达在其他类型血液系统恶性肿瘤可以见到，但它在LCS 中的重要性仍不明确。LCS 的诊断中较为困难的即为如何划分恶性与非恶性？虽然有部分文献根据细胞异型性、异常有丝分裂指数、Ki-67 等将 LCS与 LCT 区分开，但现在仍无确切的划分标准。在一些 LCS 的报道中，虽然组

织学表现为很典型的恶性病变,但疾病的临床进展却很缓和。所以,有关这一点仍需要进一步的临床实践及研究。

(二)其他辅助检查

LCS 的其他辅助检查表现主要与累及部位相关,并无特异性,仅用来辅助诊断。如血常规和骨髓象检查示贫血和血小板减少;累及骨骼系统者 X 线可见溶骨性改变,重者可导致病理性骨折;累及呼吸系统者胸部 CT 检查常显示弥漫分布的小结节和囊泡,晚期可发展至蜂窝肺;累及消化系统者出现胆红素升高等等。

五、鉴 别 诊 断

LCS 与 LCH 的鉴别诊断上,LCS 相较 LCH,发病年龄更小,预后更差。主要根据是否具有恶性的临床过程及恶性的病理特征来鉴别两者,如根据细胞异型性、异常有丝分裂指数、Ki-67 等,但现在仍无确切的划分标准。在一些 LCS 的报道中,虽然组织学表现为很典型的恶性病变,但疾病的临床进展却很缓和。部分专家建议使用 CD56 作为一个指标。曾有研究发现 LCH 肿瘤细胞 CD56 均为阴性而 LCS 中则均为阳性。因此,CD56 可能可作为一个鉴别 LCH 和 LCS 的特异性指标,尤其是当两者镜下未见到明显差异时。但这仅限于该项研究,临床上仍需要进一步证实,尤其是近年亦有发现 CD56 阴性的 LCS。

尽管 LCS 与滤泡树突细胞肉瘤(follicle dendritic cell sarcoma,FDCS)在 WHO 的分类中均分为树突状细胞肿瘤组,但实际上 LC 与 FDC 的来源并不相同,LC 肿瘤来源于髓系干细胞而 FDC 肿瘤来源于间充质干细胞。形态学上 FDCS 细胞为梭形或卵圆形,卷窝状排列明显,电镜下最突出的特征为许多细长的胞质绒毛状突起及少量发育成熟的桥粒,无 Birbeck 颗粒,缺乏溶酶体,免疫组化表达 CD21、CD35 和 CD23,不表达 CD1a。延伸到 LCS 与其他肿瘤的鉴别,有观点认为,可以根据其他肿瘤细胞与正常 LC 细胞的相似程度进行分层,例如:密切相关的(未定类树突状细胞和并指树突状细胞),相关的(非 LC 型的组织细胞和浆细胞样树突状细胞),不太密切相关的(FDC 和纤维细胞网状细胞)。这种分层可能有助于确定免疫检查中的靶分子。尽管 BRAF V600E 在未定类树突状细胞肿瘤、并指树突状细胞肿瘤、Erdheim-Chester 病、FDCS、组织细胞肉瘤、LC 肿瘤中具有一定的特征性,但其也在其他肿瘤如癌、星形细胞瘤、黑色素瘤中被发现,说明 BRAF V600E 并不是特征性指标。LCS 与其他血液系统恶性肿瘤的鉴别,如淋巴瘤、白血病、多发性骨髓瘤等,因 LCS 累及骨骼可能出现骨痛,血象亦可能出现一定的变化,因此需要鉴别,可以通过骨穿及病理结果来明确诊断。

LCS 经常表现为皮肤受累,分为表皮或皮肤病变。而这类表皮细胞增生,简称为假泡状脓疡或 LC 微肉芽肿,可见于与海绵体病、银屑病组织反应和地衣类皮炎,同时,也需要与皮肤 T 细胞淋巴瘤进行鉴别。LCS 亦可累及其他器官,比如淋巴结,在这种情况下,出现皮肤合并淋巴结病变的病例可能更倾向于 LCS。

六、治　　疗

外科手术切除已经被证实可以有效控制局部病灶并最终达到完全缓解。实际上,外科手术对于单病灶或局部病灶效果很好,但对三处以上的病灶效果欠佳。切缘干净与否对预后有一定影响,但切缘阴性并不能保证未来不出现复发,尤其是对于正在使用免疫抑制剂的患者或 LCS 继发于其他血液系统恶性肿瘤的患者。外科手术前进行辅助式化疗、放疗或放化疗联合可能有较好的疗效,尤其是对于多病灶或由于各种原因不能及时行外科手术治疗的患者。

单纯的放疗效果仍不明确,即使对于单独病灶,效果亦不明确。化疗方面,蒽环类效果不明确,甚至有报道认为 CHOP(环磷酰胺、多柔比星、长春新碱、泼尼松龙)方案及 CHOP 衍生方案对于 LCS 是完全无效的。目前临床上主要对弥散病变的 LCS 患者尝试使用化疗治疗,主要方案包括 CHOP、EPIG(依托泊苷、顺铂、异环磷酰胺和吉西他滨)、ESHAP(依托泊苷、卡铂、阿糖胞苷、甲泼尼龙)等,但效果并不明确。对于正在使用免疫抑制剂的患者或 LCS 继发于其他血液系统恶性肿瘤的患者,使用化疗效果普遍欠佳。

目前临床中有尝试使用骨髓移植治疗 LCS,效果较好,移植后多数可达到完全缓解,尤其对于弥散性病变的患者,骨髓移植可能为唯一可能的治愈方法。

七、预　　后

LCS 本身是一个侵袭性强、死亡率高、预后差的恶性疾病。其预后主要与受累的部位、数量、是否累及实质脏器等相关。很明显的是,单病灶受累或局部受累患者的预后要明显好于弥漫性病变的患者。同时,使用免疫抑制剂或同时合并其他血液系统恶性肿瘤的患者,预后更差。

（宋　悦　王　昭）

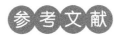

1. Male D,Brostoff J,Roth DB,et al. Lymphoid Organs Immunology. Philadephia:Elsevier,2013.

2. Lee JS,Ko GH,Kim HC,et al. Langerhans cell sarcoma arising from Langerhans cell histiocytosis:a case report. J Korean Med Sci,2006,21:577-580.

3. Pileri SA,Grogan TM,Harris NL,et al. Tumours of histiocytes and accessory dendritic cells:an immunohistochemical approach to classification from the International Lymphoma Study Group based on 61 cases. Histopathology,2002,41:1-29.

4. Ferringer T,Banks PM,Metcalf JS. Langerhans cell sarcoma. Am J Dermatopathol,2006,28:36-39.

5. Badalian-Very G,Vergilio JA,Degar BA,et al. Recurrent BRAF mutations in Langerhans cell histiocytosis. Blood,2010,116:1919-1923.

6. Swerdlow SH,Campo E,Pileri SA,et al. The 2016 revision of the World Health Organization classification of lymphoid neoplasms. Blood,2016,127:2375-2390.

7. Kwong YL. Cutaneous Langerhans cell sarcoma relapsing systemically:complete remission with the EPIG regimen. Ann Hematol,2015,94(4):697-699.

8. Lucas A,Barca EG,Servitje O,et al. Langerhans cell sarcoma:response to radiotherapy. Rep Pract Oncol Radiother,2010,15:107-109.

9. Furmanczyk PS,Lisle AE,Caldwell RB,et al. Langerhans cell sarcoma in a patient with hairy cell leukemia:Common clonal origin indicated by identical immunoglobulin gene rearrangements. J Cutan Pathol,2012,39:644-650.

10. Diaz-Sarrio C,Salvatella-Danés N,Castro-Forns M,et al. Langerhans cell sarcoma in a patient who underwent transplantation. J Eur Acad Dermatol Venereol,2007,21:973-976.

11. Muslimani A,Chisti MM,Blenc AM,et al. Langerhans/dendritic cell sarcoma arising from hairy cell leukemia:A rare phenomenon. Ann Hematol,2012,91:1485-1487,.

12. Au WY,Lai C,Trendell-Smith NJ,et al. Paraneoplastic disseminated lentigines heralding aggressive Langerhans cell sarcoma. Ann Hematol,2013,92:419-420.

13. Howard JE, Dwivedi RC, Masterson L, et al. Langerhans cell sarcoma: a systematic review. Cancer Treat Rev, 2015, 41 (4): 320-331.

14. Howard JE, Masterson L, Dwivedi RC, et al. Langerhans cell sarcoma of the head and neck. Crit Rev Oncol Hematol. 2016, 99: 180-188.

15. Nakamine H, Yamakawa M, Yoshino T, et al. Langerhans cell histiocytosis and langerhans cell sarcoma: current understanding and differential diagnosis. J Clin Exp Hematop, 2016, 56 (2): 109-118.

16. Jean-Franc, ois Emile, Oussama Abla, et al. Revised classification of histiocytoses and neoplasms of the macrophage-dendritic cell lineages. Blood, 2016, 127 (22): 2672-2681.

17. Chung WD, Im SA, Chung NG, et al. Langerhans cell sarcoma in two young children: imaging findings on initial presentation and recurrence. Korean J Radiol, 2013, 14: 520-524.

18. Liu DT, Friesenbichler J, Holzer LA, et al. Langerhans cell sarcoma: a case report and review of the literature. Pol J Pathol, 2016, 67 (2): 172-178.

19. Shimizu I, Takeda W, Kirihara T, et al. Long-term remission of Langerhans cell sarcoma by AIM regimen combined with involved-field irradiation. Rinsho Ketsueki, 2012, 53: 1911-1915.

20. Xu Z, Padmore R, Faught C, et al. Langerhans cell sarcoma with an aberrant cytoplasmic CD3 expression. Diagn Pathol, 2012, 7: 128.

21. Zwerdling T, Won E, Shane L, et al. Langerhans cell sarcoma: case report and review of world literature. J Pediatr Hematol Oncol, 2014, 36: 419-425.

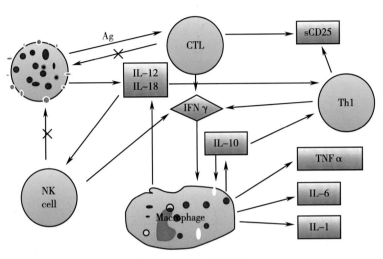

图 2-1　HLH 病理生理

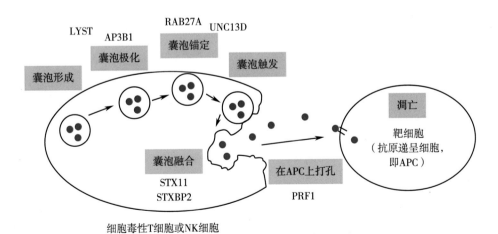

图 3-1　原发性 HLH 的部分发病机制

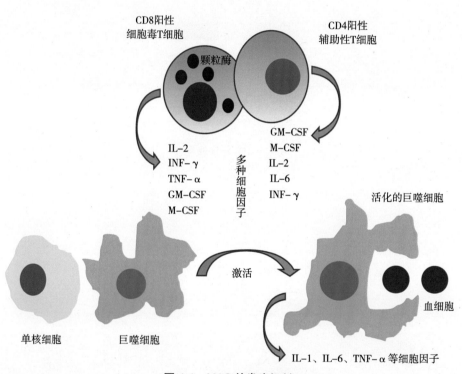

图 4-1　MAS 的发病机制

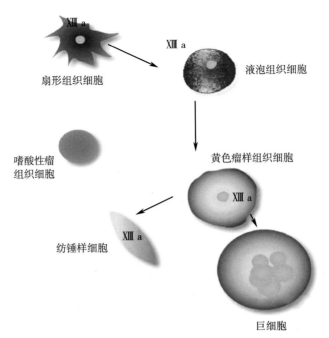

扇形组织细胞

液泡组织细胞

嗜酸性瘤
组织细胞

黄色瘤样组织细胞

纺锤样细胞

巨细胞

图 5-1　非朗格汉斯细胞增多症中组织细胞成熟过程

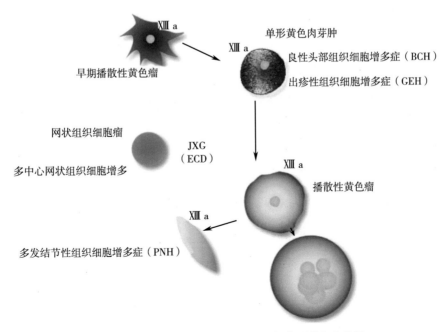

早期播散性黄色瘤

单形黄色肉芽肿
良性头部组织细胞增多症（BCH）
出疹性组织细胞增多症（GEH）

网状组织细胞瘤

多中心网状组织细胞增多

JXG
（ECD）

播散性黄色瘤

多发结节性组织细胞增多症（PNH）

图 5-2　根据不同阶段组织细胞划分各类型黄色肉芽肿

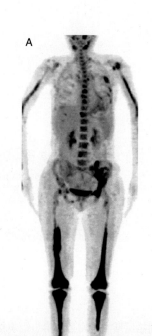

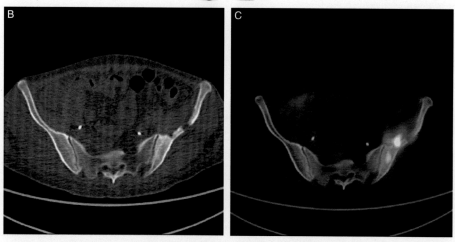

图 8-1　ECD 患者 PET-CT 扫描

A. ECD 患者全身 PET-CT 成像,显示对称性长骨 FDG 高摄取,多个椎体和
左侧髂骨高代谢灶;B. 盆腔 CT(横断面)显示左侧髂骨骨质破坏;
C. 相应层面的 PET-CT 示左髂骨溶骨破坏和 FDG 高摄取

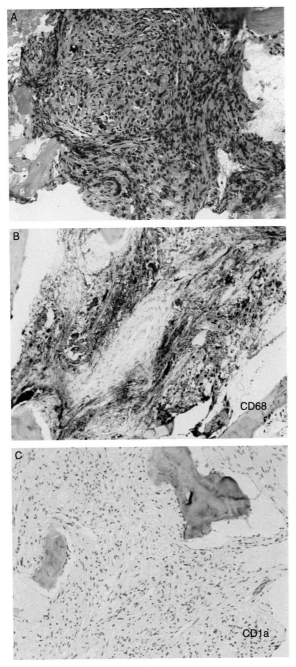

图 8-2　ECD 病理特点
A. 左侧髂后骨髓活检见大量泡沫样巨噬细胞浸润,继发纤维化(HE 染色);
B. CD68 染色强阳性考虑为组织细胞来源;C. CD1a 染色阴性(放大倍数 10×40)

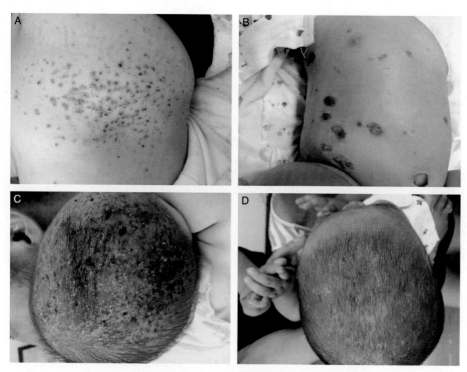

图 9-2　LCH 皮疹特点

A. 腹部红色丘疹,部分结痂脱屑;B. 结节状皮疹,部分溃疡结痂;
C. 头皮结痂脂溢样皮疹;D. 皮疹消退后遗留色素脱失斑

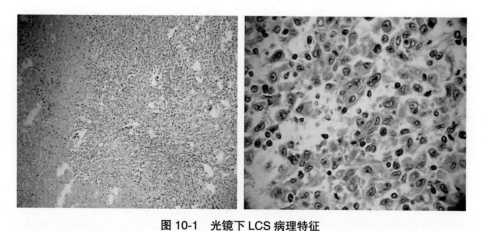

图 10-1　光镜下 LCS 病理特征

淋巴结的组织结构基本受损,显示大面积坏死。肿瘤细胞很大,有明显异常的染色质和
不规则的细胞核,具有明显可见的核仁。HE 染色。左:×100;右:×800

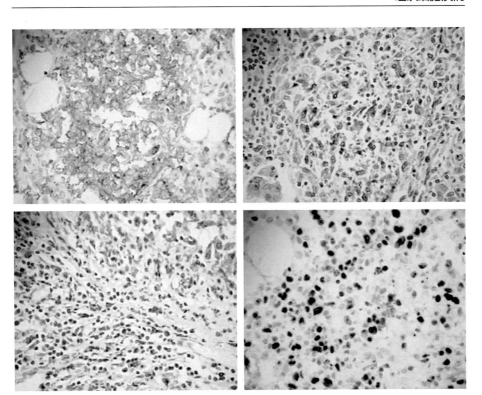

图 10-2　LCS 免疫组化
左上:CD1a+,右上:S-100+,左下:Langerin+,右下:Ki-67 60% 左右